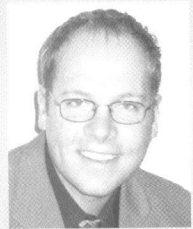

Dr. Jan Mayer

- Magister Sportwissenschaft
- Wissenschaftlicher Mitarbeiter von Prof. Dr. Hans Eberspächer an der Universität Heidelberg
- Wissenschaftlicher Mitarbeiter der Simssee-Klinik GmbH
- Wissenschaftliche Schwerpunkte: Transfer sportpsychologischer Erkenntnisse in die Rehabilitation
- Freiberuflicher Sportpsychologe (Beratung, Betreuung und Coaching von Trainern, Profisportlern und Nationalmannschaften in der mentalen Vorbereitung auf internationale Meisterschaften und Olympische Spiele)
- Referent und Autor zu den Themen Rehabilitation und Sport-psychologie

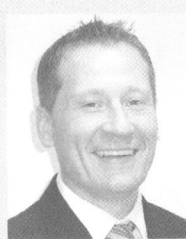

Dr. Peter Görlich

- Magister Sportwissenschaft
- Jahrelange praktische Erfahrung als Sport- und Bewegungstherapeut
- Seit 1996 Therapieleiter in Rehabilitationseinrichtungen
- Leitung Klinikmanagement Simsee-Klinik Bad Endorf
- Referent und Autor zu den Themen Rehabilitation, Sporttherapie und Qualitätsmanagement

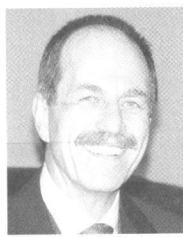

Prof. Dr. Hans Eberspächer

- Diplom Sportlehrer
- Diplom Psychologe
- Professor für Sportpsychologie an der Universität Heidelberg
- Wissenschaftliche Schwerpunkte: Beanspruchung und Regeneration, Mentales Training, Transfer sportpsychologischer Erkenntnisse in Arbeits-, Betriebs- und Organisationsprozesse
- Beratung, Betreuung und Coaching von Trainern, Profisportlern und Nationalmannschaften in der mentalen Vorbereitung auf internationale Meisterschaften und Olympische Spiele
- Referent zu den Themen Selbstmanagement, Stress, Mentales Training, Beanspruchung und Regeneration
- Zahlreiche Publikationen u.a. Sportpsychologie (Rowohlt), Mentales Training (Sportinform), Ressource Ich (Hanser)

Springer

Berlin
Heidelberg
New York
Hongkong
London
Mailand
Paris
Tokio

J. Mayer

P. Görlich

H. Eberspächer

Mentales Gehtraining

Ein salutogenes Therapieverfahren für die Rehabilitation

Mit 15 Abbildungen

und 2 Tabellen

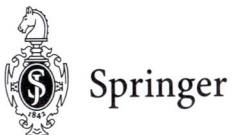

Springer

Dr. Jan Mayer

Institut für Sport und Sportwissenschaft
Im Neuenheimer Feld 720
69120 Heidelberg

Dr. Peter Görlich

Simssee-Klinik GmbH
Ströbinger Straße 18a
83093 Bad Endorf

Professor Dr. Hans Eberspächer

Institut für Sport und Sportwissenschaft
Im Neuenheimer Feld 720
69120 Heidelberg

ISBN 3-540-43523-9 Springer-Verlag Berlin Heidelberg New York

Bibliografische Information Der Deutschen Bibliothek
Die Deutsche Bibliothek verzeichnet diese Publikation in der Deutschen Nationalbibliografie;
detaillierte bibliografische Daten sind im Internet über <http://dnb.ddb.de> abrufbar.

Springer-Verlag Berlin Heidelberg New York
ein Unternehmen der BertelsmannSpringer Science+Business Media GmbH

http://www.springer.de/medic-de/buecher/index.html

© Springer-Verlag Berlin Heidelberg 2003
Printed in Germany

Umschlaggestaltung: deblik Berlin
Layout: deblik Berlin
Satz: medio Technologies AG, Berlin
Gedruckt auf säurefreiem Papier   22/3160/is – 5 4 3 2 1 0

Vorwort

Das Buch »Mentales Gehtraining« stellt ein modernes Therapieverfahren zur rehabilitativen Gehschule vor. Das Besondere daran ist in folgenden Eigenschaften zu sehen:

— Zum einen ist das Mentale Training ein Trainingsverfahren aus dem Hochleistungssport zur Bewegungsoptimierung, das für den Einsatz in der Rehabilitation weiterentwickelt wurde,
— zum anderen basiert diese Weiterentwicklung auf dem modernen Gesundheitsmodell der Salutogenese.

Damit ist das Therapieverfahren sportwissenschaftlich und gesundheitswissenschaftlich fundiert und entspricht so den aktuellen Anforderungen an moderne Therapieverfahren.

Das Buch ist in sechs Teile gegliedert:

— Teil A, »Anforderungen an innovative Therapieverfahren«: Auf modernen gesundheitswissenschaftlichen Erkenntnissen aufbauend wird ein Theoriemodell für das Verständnis von Krankheit und Gesundheit, das Salutogenese-Modell vorgestellt. Dieses Theoriemodell ist Grundlage und Ausgangsphilosophie des Therapieverfahrens Mentales Gehtraining.
— Teil B, »Anforderungen an innovative Therapeuten«: Hier werden die praktischen Voraussetzungen, die das Salutogenese-Prinzip für den Therapeuten mit sich bringt, formuliert. Dies erfolgt in konkreten Handlungsrichtlinien, die in der Praxis dazu beitragen sollen, Therapie salutogen zu gestalten. Bei der Entwicklung des Mentalen Gehtrainings wurden diese Handlungsrichtlinien uneingeschränkt angewandt.
— Teil C, »Das Mentale Training«: Das im Hochleistungssport etablierte Verfahren zur Bewegungsoptimierung wird vorgestellt, und sein Transfer in die Rehabilitation wird erörtert.
— Teil D, »Mentales Gehtraining: Grundlagen«: Das Therapieverfahren wird ausführlich vorgestellt und sein salutogenes Potenzial erläutert.
— Teil E, »Mentales Gehtraining: Praxisbeispiele«: Hier wird dem Leser das Therapieverfahren anhand ausgewählter Patientenbeispiele näher gebracht.
— Teil F, »Anhang«: Der Anhang bietet dem Leser die Möglichkeit ausgewählte theoretische Grundlagen zu vertiefen.

Die Autoren stellen dem Therapieverfahren bewusst theoretische Grundlagen voran, da ein neues Therapieverfahren nicht alleine auf Grund von Erfahrungswissen gerechtfertigt ist. Erst eine theoretische Basis und Fundierung gewährleistet seine Qualität.

»Mentales Gehtraining« soll in erster Linie den in der therapeutischen Praxis handelnden Professionen das Therapieverfahren vorstellen. Das Buch ist so konzipiert, dass der Leser das Verfahren kennen lernen, verstehen und schließlich umsetzen kann, ohne zwingend notwendig Teil A und B des Buches gelesen zu haben. Die Teile des Buches wurden relativ unabhängig voneinander gestaltet, um es dem interessierten Leser zu überlassen, wann er sich mit der Ausgangphilosophie und den theoretischen Grundlagen des Therapieverfahrens auseinandersetzen möchte.

Jan Mayer
Peter Görlich
Hans Eberspächer
Heidelberg, im Oktober 2002

Danksagung

Bei der Konzeption des Mentalen Gehtrainings, besonders bei den theoretischen Überlegungen zum Transfer des im Hochleistungssport etablierten Mentalen Trainings in den rehabilitativen Kontext, sei Dr. Marc Immenroth und Dr. Hans-Dieter Hermann für viele wichtige und konstruktive Anregungen und Gespräche gedankt.

Bei der Integration des Verfahrens in die therapeutische Praxis fanden wir maßgeblich Unterstützung bei den Verantwortlichen der Simssee-Klinik Bad Endorf, ein Unternehmen der Gesundheitswelt Chiemgau, durch den Ärztlichen Direktor Dr. med. Dietolf Hämel und dem Geschäftsführer Otmar Steßl.

Die Bereitschaft vieler Physiotherapeuten der Simssee-Klinik Bad Endorf, besonders Susan Gratz, Kerstin Kliemt, Christiane Schnitzler und Stefanie Trappe, das Mentale Gehtraining in der Praxis anzuwenden, ermöglichte ein breites Spektrum an praktischer Erfahrung, das zu vielen konstruktiven Optimierungsvorschlägen und hilfreichen Praxistipps führte. Vor allem die engagierte Mitarbeit der beiden Physiotherapeuten der Simssee-Klinik Hugo Bendner und Simon Leicht ermöglichte letztlich, das Mentale Training für den Physiotherapeuten so darzustellen, dass es in der Praxis umsetzbar ist.

Prof. Dr. Hartmut Krahl sei für die fachliche Unterstützung in den Anfängen der Konzeptionsphase gedankt.

Unser Dank gilt auch unseren Ansprechpartnerinnen vom Springer-Verlag, Marga Botsch und Claudia Wallmann, die sich engagiert dafür eingesetzt haben, dass das Buch »Mentales Gehtraining« realisiert werden konnte. Für das kompetente und engagierte Lektorat von Dr. Gaby Seelmann-Eggebert wird ebenfalls herzlich gedankt.

Inhalt

Teil F   Anhang

Begriffserklärung (Glossar)

Action Approach: Erklärungsansatz zur Bewegungsregulation aus der Theorie des ökologischen Realismus.

Autopoiese: (griech. autos = selbst; poiein = machen) bedeutet Selbstorganisation. Selbstorganisation ist die charakteristische Gemeinsamkeit alles Lebendigen.

Bewegungsanweisung: Instruktion zur Bewegungsausführung. Man unterscheidet:
- **extern vorgegebene Bewegungsanweisung:** wird vom Therapeuten vorgegeben,
- **individuelle Bewegungsanweisung:** wird vom Patienten selbst erarbeitet.

Bewegungsbeschreibung: Objektivierte, biomechanische Darstellung der physiologischen Gehbewegung am Modell.

Bewegungsvorstellung: Aktives Nachvollziehen einer mentalen Bewegungsrepräsentation.

Knotenpunkte einer Bewegung: Aktuell entscheidende Stellen eines Bewegungsablaufs, die unbedingt durchlaufen werden müssen.

Kognition: Sammelbegriff für alle Vorgänge oder Strukturen, die mit dem Gewahrwerden und Erkennen zusammenhängen, z. B. Wahrnehmung, Erinnerung und Vorstellung.

Kohärenzsinn: (engl. SOC, Sense of Coherence) Kraft, die salutogene Ressourcen aktiviert. Er beschreibt eine grundlegende Art, sich in der Welt zu orientieren. Er setzt sich aus den drei Komponenten Verstehbarkeit, Handhabbarkeit und Bedeutsamkeit zusammen.

Konstruktivismus: Erkenntnistheorie, die den Standpunkt vertritt, dass es keine vom Beobachter unabhängige Wirklichkeit gibt und dass wir unsere Wirklichkeit selbst konstruieren.

Mental-Sprachliches Training: Bei diesem Training vergegenwärtigt sich der mental Trainierende den entsprechenden Bewegungsablauf per Selbstgespräch.

Mentale Bewegungsrepräsentation: Systeminterne Abbildung eines Bewegungsablaufs.

Mentales Training: Planmäßiges wiederholtes, bewusstes Sich-Vorstellen einer Handlung ohne deren gleichzeitige praktische Ausführung.

Mentales Training aus der Beobachterperspektive: Der mental Trainierende betrachtet sich vor seinem »geistigen Auge« selbst bei der Durchführung seines Bewegungsablaufes.

Mentales Training aus der Innenperspektive: Der mental Trainierende erlebt die Bewegungsausführung und vollzieht sie nach, indem möglichst viele Sinnesmodalitäten einbezogen werden.

Motor Approach: Erklärungsansatz zur Bewegungsregulation aus der Theorie der Informationsverarbeitung.

Motorik: Unter Motorik sind alle internen, neurophysiologischen und psychologischen Steuerungs- und Funktionsprozesse zu verstehen, die am Zustandekommen der äußerlichen, objektiven und biomechanisch registrierten Bewegung beteiligt sind.

Organisation eines Systems: Unter der Organisation eines Systems versteht man die Relationen, die zwischen Bestandteilen des Systems gegeben sein müssen, damit es einer bestimmten Klasse zugeordnet werden kann.

Paradigma: Repräsentiert die grundlegende Weltanschauung oder Philosophie eines wissenschaftlichen Fachbereichs. Wissenschaft, die auf einem gemeinsamen Paradigma beruht, ist denselben Regeln und Normen verbunden.

Perturbation: Jede Auswirkung von außen auf ein lebendes System, die eine Störung des individuellen inneren Gleichgewichts auslöst.

Salutogenese: Der Begriff Salutogenese bezeichnet ein biopsychosoziales Gesundheitsmodell, das konsequent Gesundheit und alle Faktoren, die zur Gesundheit beitragen, in den Mittelpunkt stellt.

Struktur eines Systems: Lebewesen unterscheiden sich durch unterschiedliche Strukturen: der systemeigenen Logik.

Strukturelle Kopplung: Man spricht von struktureller Kopplung, wenn zwei lebende Systeme eine zueinander passende Struktur entwickelt haben, so dass die gegenseitigen Perturbationen in gleicher oder ähnlicher Weise aufgenommen und interpretiert werden.

Anforderungen an innovative Therapieverfahren

Das Therapieverfahren »Mentales Gehtraining« ist eine Weiterentwicklung des im Hochleistungssport etablierten Trainingsverfahrens zur Bewegungsoptimierung, des »Mentalen Trainings« (Eberspächer 2001).

Die Weiterentwicklung eines Trainingsverfahrens zu einem Therapieverfahren, also dessen Transfer in das Anwendungsgebiet Rehabilitation, muss den Ansprüchen und theoretischen Grundlagen dieses Anwendungsgebietes entsprechen. Deshalb werden in Teil A dieses Buches die Anforderungen an ein innovatives Therapieverfahren in der Rehabilitation dargestellt, die auf modernen, gesundheitswissenschaftlichen Erkenntnissen basieren.

Die gesundheitswissenschaftliche Grundlage des Mentalen Gehtrainings besteht aus:

- der Aufgabe eines biomedizinischen Krankheitsmodells,
- der Auffassung des Menschen als ein lebendes, biopsychosoziales System und
- der Annahme eines biopsychosozialen Gesundheitsmodells, der Salutogenese.

Das biomedizinische Krankheitsmodell hinter sich lassen

Im Mittelpunkt therapeutischen Handelns steht der kranke Mensch, der Patient. Therapeuten erleben Patienten in der täglichen Interaktion oft als »undurchschaubare Wesen«: Jeder Patient verhält sich anders, jeder Patient versteht anders – kein Patient ist wie der andere. Gerade diese Vielfalt macht einerseits den Reiz, andererseits die Krux therapeutischer Arbeit aus.

Nicht nur Anthropologen befassen sich mit der Frage, was denn der Mensch sei. Wissenschaftler aller Disziplinen erfahren, beobachten und erforschen den Menschen heute als das komplexeste Objekt, das es je zu erforschen galt – gleich einem Universum, das in seiner Ganzheit nie wirklich zu erfassen sei (Wessel 1994).

Diese Komplexität macht es jedoch den Fachdisziplinen, die sich mit dem Menschen als Gegenstand befassen, schwer, Aussagen, Erklärungen und Vorhersagen über den Menschen zu treffen. Ein probates, wissenschaftstheoretisch begründetes wie empirisch notwendiges und unumgängliches Vorgehen im Umgang mit komlexen Systemen, wie es der Mensch ist, besteht in der Reduktion: Der Forschungsgegenstand, hier der Mensch, wird auf ein in seiner Komplexität überschaubares, verstehbares Modell reduziert. Ein solcher Zugang, der in den Naturwissenschaften lange Tradition aufweist, reduziert den Menschen auf einzelne Bestandteile, vergleichbar einer Maschine, deren Funktionieren man sich nur erklären kann, wenn sie auseinandergebaut wird, und man die Einzelteile für sich untersuchen kann (Capra 1985).

Diese Denkweise, z.B. eines Maschinenmodells des Menschen, wird auf die reduktionistische Weltanschauung – das Modell des von Descartes Mitte des 17. Jh. begründeten Leib-Seele-Dualismus – zurückgeführt. Der Leib-Seele-Dualismus bedeutet die systematische Trennung von körperlichen und seelischen Erscheinungen und Vorgängen des Menschen. So sah Descartes lebende Organismen wie Pflanzen, Tiere und den Menschen als aus getrennten Teilen konstruierte Maschinen an. In dieser (kartesianischen) Denkweise wurde die Welt als kausal-mechanistisches Gebilde betrachtet, vergleichbar mit einer riesigen Maschine, die unabhängig vom menschlichen Beobachter – also objektiv – beschrieben werden kann. Mit dieser Denkweise verschwand alles, was nicht messbar oder in mathematischer Form fassbar war (Bauer 1998).

> **❶ Beachte**
>
> Das Modell von Descartes **reduziert** die Welt auf objektive, materialistische Sachverhalte.

In der Folge dieses Reduktionismus wurde die materialistische Denkweise Descartes das dominierende Menschenbild in der damals anerkannten Fachdisziplin Naturwissenschaft und somit auch in der Medizin (Capra 1985). Dort wurde dieses materialistisch reduzierte Menschenbild in seinen Grundzügen bis heute übernommen. Viele Zweige der Medizin konzentrieren sich seitdem in ihren Therapieansätzen auf den Körper des Menschen, der ausschließlich denselben Naturgesetzen folgt, wie jede andere physikalische Maschine. Dementsprechend entwickelte sich aus diesem so verstandenen naturwissenschaftlichen Ansatz von Krankheit und Gesundheit das biomedizinische Krankheitsmodell.

1.1 Das biomedizinische Krankheitsmodell

Der Patient als Objekt

Descartes strikte Trennung von Körper und Geist veranlasste die Ärzte, sich auf die Maschine »Körper« zu konzentrieren. Ähnlich wie die Physiker beim Studium der Materie haben Mediziner versucht, den menschlichen Körper dadurch zu verstehen, dass sie ihn auf Grundbausteine (Zellebene) und fundamentale Funktionen reduzieren. In so begründeten Therapien steht nicht mehr der leidende Mensch, sondern die Krankheit als Funktionsstörung im Mittelpunkt des Interesses der wissenschaftlichen Medizin (Capra 1985).

Im biomedizinischen Krankheitsmodell interessieren in erster Linie:

- Beschwerden,
- Symptome oder
- Schmerzen
  des Patienten.

Die Bemühungen eines solchen medizinischen Systems richten sich auf die Diagnose und das möglichst schnelle Beseitigen der Symptome und Beschwerden (Bengel et al. 1998).

> ❗ **Beachte**
>
> Unter einem biomedizinischen Krankheitsmodell wird **Krankheit** objektiv als Störung der normalen Funktion der Maschine »Mensch« verstanden. **Gesundheit** wird negativ definiert, d.h. als Abwesenheit von Krankheit (Geue 1990).

Krankheit ist dabei auf das Messbare reduziert und Messwerte verweisen auf eine Dysfunktion physikalischer und/oder chemischer Mechanismen im Menschen. Der Mensch wird zum Träger einer Krankheit, zum Objekt einer Behandlung, wenn er nicht gar auf seinen Befund reduziert nummeriert und katalogisiert wird, wie dies beispielsweise in der International Classification of Diseases ICD-10 geschieht (Verres 1997).

Der Patient ist Objekt, das gesetzmäßig funktioniert und dementsprechend repariert werden kann. Er baut eine passive und bequeme Beziehung zu Medizin und Therapie auf, die eine schnelle Verbesserung ohne eigene Anstrengung und Verantwortung verspricht (Leigh u. Reiser 1980).

Populär ist der Vergleich mit dem »Werkstatt-Denken«, das bildlich die Einstellung vieler Menschen zu Krankheit und Gesundheit förmlich karikiert: Der Mensch wird mit einem gut funktionierenden Auto verglichen, mit dem man im Alltag stets ohne Rücksicht Vollgas fährt – bis etwas kaputt geht. Dann geht man für ein paar Tage in die Werkstatt, lässt es wieder richten, um danach weiterzufahren wie zuvor (vgl. z. B. Geue 1990).

Es steht allerdings außer Frage, dass die wissenschaftliche Medizin mit diesem mechanistischen Menschenbild außerordentlich erfolgreich ist, vor allem im Bereich der Akutmedizin. Erst die reduktionistische, mechanistische Denkweise ermöglicht:

- die eiserne Lunge,
- künstliche Herzen,
- Transplantationen fast aller lebenswichtiger Organe und sogar
- Manipulationen des Erbguts.

Um jedoch die komplexen lebendigen Vorgänge des Menschen angemessen abzubilden (Bammé et al. 1986), scheint dieses Denkmodell der wissenschaftlichen Medizin prinzipiell weniger geeignet. Marie Curie brachte das Problem der Medizin als einer materialistisch-reduktionistischen Wissenschaft auf den Punkt:

»Wissenschaft befasst sich mit Dingen, nicht mit Menschen.« (Curie, zitiert nach Engel 1996, S 5)

So zeigt sich beispielsweise neben den offensichtlichen Erfolgen der wissenschaftlichen Medizin, wie der Erhöhung der Lebenserwartung als einer anderen Folge des Fortschritts dieser reduktionistischen und mechanistischen Denkweise, die Zunahme chronisch-degenerativer Erkrankungen.

Das Problem: Chronisch-degenerative Erkrankungen

Chronisch-degenerative Erkrankungen sind in einem biomedizinischen Rahmen therapeutisch nur schwer beizukommen (Schaefer 1994). Der Versuch, chronische Erkrankungen mit Hilfe des biomedizinischen Modells angemessen zu beschreiben, zu reduzieren oder gar zu erklären, muss scheitern.

❗ Beachte

Die Grenzen der herkömmlich reduktiven Medizin machen sich in den Bereichen deutlich, in denen sich Krankheiten **nicht** wegoperieren lassen, z. B. bei chronisch-degenerativen Erkrankungen.

❗ Beachte

Nicht mehr die Heilung einer Krankheit steht im Vordergrund, sondern Fragen des Lebens und Überlebens mit einer gesundheitlichen Beeinträchtigung bzw. Behinderung (Koch et al. 1995; Grigoleit 1996).

Auf sie richtet sich der Fokus des Gesundheitswesen heute gerade deshalb, weil in fortschrittlichen Industriestaaten, z. B. in Deutschland, die Hälfte der Bevölkerung an mindestens einer chronischen Erkrankung leidet, Tendenz steigend (Schwartz 1998). Eine angemessene Anpassung des Gesundheitssystems an diese Entwicklung ist schwerlich festzustellen. Die wissenschaftliche Medizin scheint angemessene Therapiezugänge nicht im notwendigen Maß entwickeln zu können und scheint zu resignieren. Chronisch-degenerative Erkrankungen, für die es keine Heilung gibt, werden scheinbar als unvermeidliche Folge der allgemeinen Abnutzung hingenommen.

Die Folge: Die Menschen werden immer älter, aber nicht unbedingt gesünder (Krämer 1997). Langfristig hat somit das medizinische System immer mehr chronisch erkrankte Menschen zu versorgen, mit immer komplizierteren und damit teureren medizinischen Hilfsmitteln. Die Öffentlichkeit ist mit der medizinischen Versorgung immer weniger zufrieden. Sie muss feststellen, dass Kosten maßlos ansteigen, aber trotzdem immer mehr Menschen chronisch krank sind.

Notwendige Folge: Perspektivenwechsel in der Gesundheitsversorgung

Die Forderung nach einem Perspektivenwechsel in der Gesundheitsversorgung rückt daher in den Mittelpunkt:

Dadurch erhält die Rehabilitation im medizinischen System einen zentraleren Stellenwert.

Rehabilitation heißt, den Menschen:

»… ins berufliche und gesellschaftliche Leben wieder eingliedern … etwas Beschädigtes in seinen früheren guten Zustand bringen … etwas auf eine höhere Ebene oder auf eine Ebene von größerem Wert heben …« (Adler 1996, S 483).

und schließt somit die Vorstellung und auch den Anspruch ein, etwas wieder gesund zu machen. Dies ist in der Realität jedoch oft nicht zu erreichen!

Defizite bleiben und **müssen einkalkuliert werden**. Nach Adler (1996) geht es bei der Rehabilitation nicht in erster Linie um die Beseitigung von Beschwerden, sondern darum, dass Patienten lernen, bleibende Beeinträchtigungen zu akzeptieren und mit ihnen zu leben. Dieses Selbstverständnis vorausgesetzt, muss sich **effektive Rehabilitation** an folgenden **Grundzielen** messen lassen (Corbin 1996; Grigoleit 1996; Schwartz 1998; Görlich u. Mayer 2001):

❗ Beachte

— Rehabilitation soll helfen, individuelle Ziele von Patienten zu verfolgen und zu erreichen.
— Rehabilitation soll zur gesundheitsfördernden Eigenleistung in Lebenszeit und Lebensraum beitragen.

Betrachtet man nun die therapeutischen Verfahren, die im Rahmen einer Rehabilitationsmaßnahme diese Ziele umsetzen sollen, ist zunächst festzustellen, dass sich viele therapeutische Verfahren in einem biomedizinischen Krankheitsmodell entwickelt und etabliert haben und damit zwangsläufig ein reduktionistisches, mechanistisches Menschenbild voraussetzen.

Da jedoch ein biomedizinisches Menschenbild mit den oben definierten Zielen der Rehabilitation nur schwer zu vereinbaren ist (Schwartz 1998; Baier 1998), müssen sich auch etablierte therapeutische Verfahren dieser Kritik stellen. Die Effektivität und Effizienz der Therapieverfahren rückt in den Mittelpunkt des Interesses, und Forderungen nach Qualitätssicherung und Qualitätskontrolle bestimmen die aktuelle Debatte (Dorenburg u. Schliehe 1998; Egner et al. 1998; Huber 2000). Diese Forderungen wurden auch von Asvall (Leithoff 1993), dem Vorsitzenden der WHO, 1988 unterstrichen, wonach grundsätzlich die Effektivität der Gesundheitsversorgung in Frage gestellt werden müsse und Zweifel an der Rationalität der Fundamente des Gesundheitssystems angebracht seien. Als Fundament des Gesundheitssystems kann man die Weltanschauung betrachten, die ihm zugrunde liegt.

Nach Von Uexküll u. Wesiacks (1996a) muss die wissenschaftliche Medizin ihre Weltanschauung ändern, denn radikale weltanschauliche Veränderungen in der Naturwissenschaft, speziell im Gebiet der Physik, bringen auch weitreichende Konsequenzen für das eigene Fachgebiet mit sich. In der Naturwissenschaft hat sich ein solcher Wechsel der Weltanschauung bereits vollzogen.

Die wissenschaftliche Medizin hat es versäumt, die modernen Erkenntnisse der Naturwissenschaft im eigenen Bereich konsequent umzusetzen. Die Frage Engels:

»Wie lange noch muss sich die Wissenschaft der Medizin auf eine Weltanschauung aus dem 17. Jh. stützen?« (Engel 1996, S 3)

bringt dieses Versäumnis auf den Punkt und verweist auf ein revolutionäres neues Weltbild hin, das seinen Ausgangspunkt erstaunlicherweise in der Atomphysik hat.

1.2 Paradigmenwechsel in der Naturwissenschaft

❯ **Exkurs**

Kuhn hat 1962 mit seinem Werk »The Structure of Scientific Revolutions« den Begriff Paradigma in die Wissenschaftstheorie eingebracht. Den Begriff Paradigma umschreibt Kuhn als Sammelbegriff für akzeptierte Theorien und Methoden einer Wissenschaft, also einen nicht in Frage zu stellenden Standard.

Wissenschaft, die auf einem gemeinsamen Paradigma beruht, ist denselben Regeln und Normen verbunden. Ein Paradigma repräsentiert demnach die grundlegende Weltanschauung oder Philosophie eines wissenschaftlichen Fachbereichs.

In der Naturwissenschaft zeigte sich, dass im Verlauf der Entwicklung der Relativitätstheorie und der Quantenmechanik das klassische, bisher dominierende Paradigma erschüttert wurde. Man sah sich gezwungen, das menschliche Element wieder in die wissenschaftliche Gleichung einzuführen.

»Die Relativitätstheorie schloss den Standpunkt des Beobachters ein: die Quantenmechanik beförderte den Beobachter zum Beteiligten, der durch seine wissenschaftliche Tätigkeit die Ergebnisse seiner Beobachtung beeinflusst.« (Engel 1996, S 5).

Der Paradigmenwechsel in der Naturwissenschaft vollzog sich somit aufgrund zweier revolutionärer Erkenntnisse:

- Im Zusammenhang mit der Relativitätstheorie mussten Begriffe wie Raum und Zeit verändert werden.
- Ergebnisse über die Atomstruktur veränderten den Materiebegriff. Die Vorstellung von der Wirklichkeit von Materie musste modifiziert werden (Heisenberg 1959).

Durch diese revolutionären Erkenntnisse wurde die traditionell-naturwissenschaftliche Weltanschauung und ihre dualistische, auf Objektivität gegründete Erkenntnistheorie durch eine systemische Denkweise abgelöst.

Systemisches Denken betrachtet ein integriertes Ganzes, ein System, dessen Eigenschaften nicht mehr auf seine Teile reduziert werden können und ist nach Capra (1984) der Ansatz, der in idealer Weise die Übertragung der Erkenntnisse aus der Atomphysik auf andere Bereiche, wie auch den Bereich der Medizin und der Gesundheitsversorgung zu ermöglichen scheint.

Bezogen auf das wissenschaftliche Fachgebiet Medizin ist das biomedizinische Krankheitsmodell das dominierende Paradigma. Wie bereits in Kap. 1.1 ausgeführt, sind in der wissenschaftlichen Medizin Ereignisse eingetreten, die nicht eintreten sollten bzw. prognostizierte Ereignisse sind nicht eingetreten: So führt z.B. der wissenschaftliche Fortschritt der naturwissenschaftlichen Medizin statistisch gesehen zu immer mehr langfristig erkrankten Menschen (Krämer 1997).

Diese aktuellen Krisen sind keine Folge dieser unerwünschten Entwicklung, sondern ganz im Gegenteil eine Konsequenz der Erfolge der medizinischen Wissenschaft. Ohne die moderne Medizin gäbe es heute viele Kranke weniger.

»Diese wären aber nicht gesund, sondern tot.« (Krämer 1997, S 127).

Bevor jedoch das biomedizinische Krankheitsmodell durch ein neues Paradigma abgelöst werden kann, ist natürlich zuvor der berechtigten Frage nachzugehen, ob ein anderes, brauchbares Paradigma vorliegt, z.B. das oben angesprochene moderne Paradigma der Naturwissenschaft. Desweiteren muss geklärt werden, ob es im Bereich der wissenschaftlichen Medizin eine erfolgreiche Bewältigung bestehender Probleme verspricht.

Der Mensch: Ein lebendes System

Bei der von Von Bertalanffy 1937 geprägten **allgemeinen Systemtheorie** handelt es sich um eine völlig neue Denkweise (Ludewig 1997): Er definiert **Systeme als Gebilde**, die aus einer Menge miteinander verknüpfter Elemente bestehen.

❗ Beachte

> Systeme zeichnen sich durch Merkmale der **Vernetztheit** und **Rekursivität** aus.

Grundsätzlich wird ein **System** immer nur als solches erkennbar, wenn es von einer Umgebung unterschieden werden kann. Systeme entstehen dadurch, dass ein Unterschied gemacht wird zwischen Elementen, die im System sind und denen, die in der Umgebung sind.

Im Zusammenhang mit medizinischer Therapie interessiert vor allem die Unterscheidung zwischen lebenden und nichtlebenden Systemen.

Die Biologen und Erkenntnistheoretiker Maturana u. Varela (1980, 1987) entwickelten ein revolutionäres Konzept eines systemischen Verständnisses des Lebendigen, das Konzept der Autopoiese (griech. autos = selbst; poiein = machen).

❗ Beachte

> **Autopoiese** bedeutet Selbstorganisation, und **Selbstorganisation** ist die charakteristische Gemeinsamkeit alles Lebendigen.

2.1 Selbstorganisation: Die charakteristische Gemeinsamkeit lebender Systeme

Nach Maturana und Varela existieren Relationen, damit ein System als ein bestimmtes System erkannt wird (beispielsweise ein Stuhl ein Stuhl ist). Damit man ein Objekt als einen Stuhl bezeichnen kann (also der Klasse der Stühle zuordnen kann), muss man zuvor anerkennen, dass gewisse Relationen zwischen den Teilen (den Beinen, der Lehne und der Sitzfläche) auf eine bestimmte Weise gegeben sind, die das Sitzen möglich machen.

❗ Beachte

> Unter der **Organisation eines Systems** versteht man die Relationen, die zwischen den Bestandteilen des Systems gegeben sein müssen, damit es einer bestimmten Klasse zugeordnet werden kann (Maturana u. Varela 1987).

Wenn man von **Lebewesen** spricht, hat man bereits gewisse Relationen angenommen, die bei allen Lebewesen gegeben sein müssen, damit sie als Lebewesen erkannt und als lebendig klassifiziert werden können. Damit ist allerdings nicht gesagt, worin die charakteristische Gemeinsamkeit oder Organisation besteht, die die Klasse der Lebewesen definiert. Nach Maturana u. Varela (1987) sind Lebewesen dadurch charakterisieren, dass sie sich andauernd selbst erzeugen.

❗ Beachte

> **Lebende Systeme** sind dadurch charakterisiert, dass sie sich andauernd selbst erzeugen. Diese Art der Organisation nennt man **Selbstorganisation** (Autopoiese).

Allopoietischen Systeme sind Systeme, die nicht ihre eigene Organisation konstruieren und sichern. Vielmehr sind ihre Produkte ein Output, der nicht der eigenen Organisation dient (z. B. Maschinen). **Selbstorganisierte Systeme** sind dagegen Erzeuger und Erzeugnis, Produzent und Produkt zugleich. Am Beispiel des Zellstoffwechsels des Lebewesens »Zelle« lässt sich dieses Prinzip verdeutlichen:

»… die Zelle … ist eine Molekülfabrik, die fortwährend ihre Bestandteile (Moleküle) erzeugt und dabei zugleich jene Elemente (Membrane), die die Zelle nach außen abgrenzen und damit wiederum die Weiterproduktion von Molekü-

len ermöglichen.« (Von Schlippe u. Schweitzer 1999, S 68).

Die erkenntnistheoretische Grundlage der Selbstorganisation ist die **konstruktivistische Philosophie** (Von Foerster 1993). Üblicherweise wird das Wort Erkenntnis so verstanden, als werde dabei eine schon vor dem Erkenntnisakt gegebene, objektive Wirklichkeit erfasst. Man ist der Überzeugung, dass die Dinge genau so sind, wie man sie sieht.

Nach der konstruktivistischen Philosophie ist **Erkenntnis** keine Abbildung einer objektiven Wirklichkeit, sondern eine individuelle Konstruktion. **Wirklichkeit** ist somit nicht vom Beobachter zu trennen, Wirklichkeit wird vom Betrachter konstruiert (vgl. u.a. Maturana 1982; Watzlawick 1998; Watzlawick u. Kreuzer 1998). Dies bedeutet auch, dass jeder über eine eigene Konstruktion der Wirklichkeit verfügt. So wird ein und dieselbe Situation, beispielsweise eine Gruppentherapie, von allen beteiligten Personen unterschiedlich erlebt.

Selbstorganisation als Charakteristikum lebender Systeme impliziert Autonomie, denn Selbstorganisation verläuft nach systemeigenen Gesetzen und nach systemeigener Logik. Nach der konstruktivistischen Erkenntnistheorie erkennt und verarbeitet das System Interaktionen mit der Umwelt immer im Sinne der eigenen Logik, die sich aufgrund einer inneren Dynamik in ständiger Veränderung befindet. Maturana und Varela sprechen von der **Struktur eines Systems**.

> ❗ **Beachte**
>
> Lebewesen sind durch die selbstorganisierte Organisation charakterisiert, sie unterscheiden sich jedoch durch individuelle unterschiedliche Strukturen: der **systemeigenen Logik**.

Mögliche Veränderungen von Lebewesen sind immer durch ihre Struktur, also ihre systemeigene Logik, determiniert. Das bedeutet auch, dass nur **relevant interpretierte Einwirkungen** von außen zu einer Strukturveränderung des Systems führen können. Somit verändern sich lebende Systeme nur aufgrund relevant interpretierter Einwirkungen, sie sind von außen **nicht** konstruktiv regulierbar (Von Schlippe u. Schweitzer 1999).

> ❗ **Beachte**
>
> Alle **konstruktiven Systemveränderungen** sind auf die Eigenleistung des Systems zurückzuführen.

2.2 Das gesunde lebende System

Nach diesen theoretischen Überlegungen (s. auch Teil F, Anhang 1) bietet es sich an, als Grundlage für ein modernes Krankheitsmodell die Begriffe Krankheit und Gesundheit systemisch aufzufassen (Zimmerli 1997).

> ❗ **Beachte**
>
> Ein **gesundes lebendes System** ist ein lebendes System, das seine Organisation und Anpassungsfähigkeit aufrechterhalten kann.

Bei einer gesunden Person läuft eine Kette komplexer, selbstregulierender Prozesse ab, die die Person nicht unbedingt wahrnehmen muss (z.B. Thermoregulation, Säure-Base-Haushalt, Salz- und Wasserhaushalt). Es kann zwar sein, dass einige Teile der Selbstorganisation durch Noxen oder Unfälle ausfallen, aber solange durch diese Teilausfälle nicht die Selbstorganisation des gesamten Organismus in Frage gestellt ist, ist das System (die Person) in gewisser Weise gesund (Von Uexküll u. Wesiack 1996b, Zimmerli 1997).

> ❗ **Beachte**
>
> **Gesundheit als selbstorganisierter Prozess** impliziert, dass die Gesundheit eines Patienten **nur** ermöglicht bzw. unterstützt werden kann. Sie lässt sich aber nicht von außen herstellen (Zimmerli 1997).

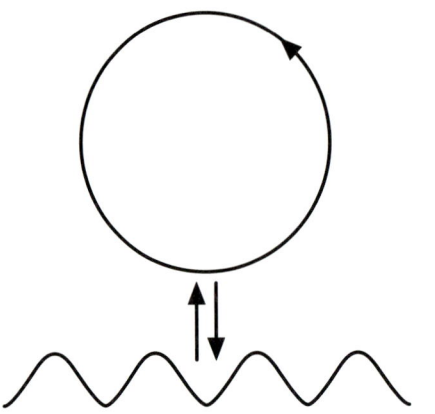

◘ **Abb. 2.1. Selbstorganisiertes System.**
Wellenlinie symbolisiert die Umwelt, Kreis symbolisiert den
strukturellen Wandel des selbstorganisierten Systems. (Nach
Maturana u. Varela 1987, S 84)

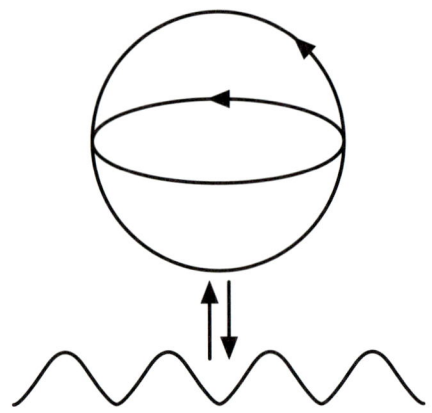

◘ **Abb. 2.2. Lebendes System zweiter Ordnung.**
(Nach Maturana u. Varela 1987, S 196)

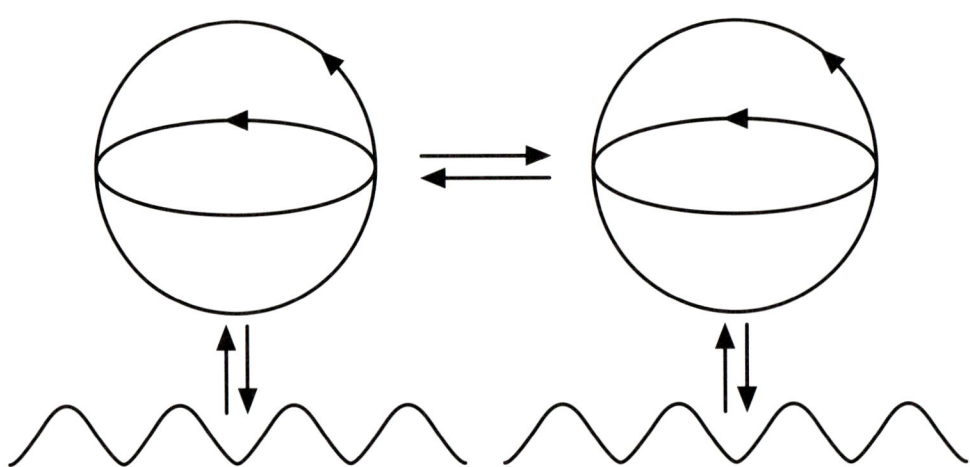

◘ **Abb. 2.3. Lebendes System dritter Ordnung.** (Nach Maturana u. Varela 1987, S 196)

Um ein systemisches Modell von Krankheit und Gesundheit zu entwerfen, müssen entsprechend der Theorie des Lebendigen (Maturana u. Varela 1987) biotische, psychische und soziale Phänomenbereiche berücksichtigt werden.

Zunächst gilt es, ein zelluläres (biotisches) **selbstorganisiertes System erster Ordnung** anzunehmen, z. B. beim Menschen den Körper (◘ Abb. 2.1, nähere Erläuterungen zu den Abb. 2.1–2.3 in Teil F, Anhang 1). Das zelluläre System bildet mit einem strukturell passenden

Nervensystem ein **übergeordnetes System zweiter Ordnung**, beim Menschen die Körper-Geist-Einheit (◘ Abb. 2.2). Systeme zweiter Ordnung können mit anderen (passenden) Systemen zweiter Ordnung ein **System dritter Ordnung** bilden. Man spricht dann von sozialen Systemen, wie sie beim Menschen in Form von Partnerschaften, Familien oder Ähnlichem denkbar sind (◘ Abb. 2.3).

Wenn es nun darum geht, ein Krankheitsmodell zu entwickeln, muss man Phänomene in den drei genannten Bereichen berücksichtigen: dem biotischen, dem psychischen und dem sozialen Bereich.

> **⚠ Beachte**
>
> Der **Mensch** ist als ein **biopsychosoziales System** zu verstehen.

Alle drei Systeme sind füreinander Umwelten:
- **Psychische Ereignisse** können bestätigend oder störend auf organische und/oder soziale Prozesse wirken.
- **Organische Ereignisse** können bestätigend oder störend auf soziale und/oder psychische Prozesse wirken.
- **Soziale Ereignisse** können bestätigend oder störend auf psychische und/oder organische Prozesse wirken (Simon 1995).

Diese Grundgedanken leiteten eine neue Sichtweise im Gesundheitswesen ein. Diese neue Sichtweise entspricht einem biopsychosozialen Krankheitsmodell, das Krankheit und Gesundheit nicht nur auf biomedizinische Mechanismen reduziert, sondern psychische und soziale Dimensionen mit einbezieht (Engel 1977).

2.3 Das biopsychosoziale Krankheitsmodell

Die systemtheoretischen Überlegungen, die den Menschen als ein lebendes, biopsychosoziales System auffassen und sein Funktionieren über seine charakteristische Organisation und die determinierende Struktur erklären, sind im Folgenden die Grundlage für ein biopsychosoziales Krankheitsmodell.

Objektives und subjektives Körpermodell

Die **abgeleiteten zentralen Merkmale** des biopsychosozialen Krankheitsmodells sind nach Engel (1977):

- **Gesundheit** ist vom Subjekt erlebbar.
- **Erleben** bedeutet Selbstwahrnehmung und Selbstreflexion des Individuums.
- **Selbstwahrnehmung** und **Selbstreflexion** sind ständig ablaufende Vorgänge.

Folgendes Schattenmärchen soll das erste zentrale Merkmal eines biopsychosozialen Krankheitsmodells, die **Erlebbarkeit von Gesundheit**, verdeutlichen:

»Ein anmutiges Kindermärchen berichtet von einem Manne, der eines Tages auf seinen Schatten aufmerksam wurde und ihn für ein lebendiges Wesen hielt. Anfangs schien es ihm wohl, dass der Schatten sein Diener sei und allen seinen Befehlen getreulich nachkam, indem er seine Bewegungen nachahmte. Aber allmählich kamen ihm Bedenken, ob der Schatten nicht zuerst die Bewegungen vormache und er es sei, der seinen Schatten nachahme. Er begann, auf seinen Schatten Rücksicht zu nehmen, und er sorgte dafür, dass der Schatten nicht etwa auf scharfe Steine oder Glassplitter fiele, die ihn verletzen könnten. Er selbst nahm die unbequemsten Stellungen ein, wenn nur der Schatten gemächlich sitzen konnte. So wurde er schließlich zum getreuen Diener seines Schattens – ja, er sank zum Schatten seines Schatten herab.« (Von Uexküll et al. 1994, S 3).

Die Bedeutung des Schattens hat im herkömmlichen biomedizinischen Gesundheitsmodell nach Von Uexküll et al. (1994) zwei Bedeutungen:
- Zum einen **erlebt der Mensch den Körper nur durch Krankheit**. Im Märchen gewinnt der Schatten erst durch die Gefahr, sich an spitzen Steinen zu verletzen, körperliche Realität (Von Uexküll et al. 1994). Vergleichbar dazu können Patienten ihren eigenen Körper nur erleben, wenn er verletzt oder krank ist.
- Zum anderen **wird der Körper in der mechanistischen Auffassung von Krankheit als**

Maschine aufgefasst. Maschinen sind manipulier- und reparierbar: Als Prinzip des unlebendigen, von außen gesteuerten und perfekt funktionierenden Apparates können sie zum Vorbild eines Menschen werden, der – wie der Mann im Märchen – von seinem Schatten gesteuert wird (Von Uexküll et al. 1994).

Das Schattenmärchen verdeutlicht, dass neben einem äußeren, objektivierbaren Körpermodell ein inneres, subjektives Körpermodell in Betracht gezogen werden muss (Rieder 1991):

- Das äußere oder objektive Körpermodell sieht den Körper als objektive Gegebenheit, die sich beobachten, messen und untersuchen lässt. Dieses Körperbild ist unentbehrlich für ärztliche Eingriffe in den Körper eines Kranken, aber trotzdem nur »ein Schattenbild des erlebten Körpers« (Von Uexküll et al. 1994, S 14).
- Das innere oder subjektive Körpermodell besteht aus Gefühlen und Erlebnissen, die eine individuelle Vorstellung vom eigenen Körper generieren. Dieses Modell ist selten klar bewusst, nicht leicht zu beschreiben, schwer zu messen und zu untersuchen. Aber dieses Körpermodell ist entscheidend, da ein Kranker vor allem daran interessiert ist, wie er seinen Körper erlebt und was er fühlt (Von Uexküll et al. 1994).

Die Schwierigkeit besteht darin, Gesundheit zu erkennen, denn sie macht sich im Gegensatz zur Krankheit nicht bemerkbar. Gadamer (1993, S 126) spricht in diesem Zusammenhang von der »Verborgenheit der Gesundheit« als »Wunder der Selbstvergessenheit«.

Niemand bezweifelt die Unentbehrlichkeit des objektiven Körpermodells der Medizin für ärztliche Eingriffe in den Körper eines Kranken. Aber trotz dieses unbezweifelbaren Nutzens ist es nur ein Schattenbild des erlebten Körpers (Von Uexküll et al. 1994).

❶ Beachte

Das einzige, was den Kranken interessiert, ist, wie er seinen Körper erlebt und was er fühlt.

Im ärztlichen Alltag ist die Unterscheidung zwischen subjektivem und objektivem Körpermodell allgegenwärtig.

»*Der Arzt hat für die Beschwerden, über die seine Patienten klagen, keine »organische Ursache« gefunden. Nach dem Modell für den objektiven Körper sind die Patienten gesund. Das subjektive Körpermodell, das für die Patienten die Realität beschreibt, ist für den Arzt irreal, und das Modell des objektiven Körpers, das für den Arzt die Realität abbildet, bleibt für den Kranken etwas Schattenhaftes.*« (*Von Uexküll et al. 1994, S 14*).

Gesundheit ist erlebbar

Aus dieser Situation resultiert nicht selten die Frage, welches Modell den wirklichen Körper abbildet. Man hat Schwierigkeiten zu entscheiden, ob man körperliche Empfindungen dem subjektiven oder dem objektiven Körpermodell zuordnen soll. Dies hat zur Folge, dass man an den Empfindungen und dem Erleben des Körpers zweifelt. Körperliches Erleben muss durch externe Instanzen objektiviert und legitimiert werden.

Zweifel an der eigenen Wirklichkeit, an Empfindungen und dem Erleben des eigenen Körpers sind damit im Alltag vorprogrammiert, denn der Patient, der sich krank erlebt, muss seine Wirklichkeit durch ärztliche Kompetenz überprüfen lassen.

Wenn Gesundheit vom Patient erlebbar ist, Erleben dabei Selbstwahrnehmung und Selbstreflexion bedeutet und dies ständig ablaufende Vorgänge sind, kann es keine dichotomen (gegensätzlichen) Kategorien »krank« oder »gesund« geben, sondern krank und gesund sind als Pole eines Gesundheits-Krankheits-

Kontinuums aufzufassen, auf dem der Mensch seinen Eigenzustand ständig neu zuordnen kann. Jede Handlung und jedes Erleben verändert den Menschen und damit auch seine Position auf diesem Kontinuum.

Ohne Zweifel verspricht das biopsychosoziale Krankheitsmodell bereits positive Auswirkungen auf gegenwärtige Krisen und Probleme im Gesundheitswesen (Engel 1996). Der Mensch steht von nun an im Mittelpunkt des medizinischen Interesses, und durch die Beschreibung psychisch konditionierter somatischer Reflexe durch Pawlow (1955) wie auch durch den wissenschaftlichen Nachweis psychosomatischer Verbindungsstrukturen (Weiner 1992) ist das biopsychosoziales Krankheitsmodell auch wissenschaftlich anerkannt (Pauli 1996; Siegrist et al. 1998).

Allerdings wird ein biopsychosoziales Krankheitsmodell erst durch einen weiteren zentralen Perspektivenwechsel zu einem biopsychosozialen Gesundheitsmodell umgeformt oder in den Worten Antonovskys (1979, 1987) zur **Salutogenese**:

> ❶ **Beachte**
>
> Das Modell der Salutogenese stellt nicht die Krankheit, sondern konsequent die Gesundheit in den Mittelpunkt.

Die Gesundheit in den Mittelpunkt rücken: Salutogenese

Aufbauend auf dem biopsychosozialen Krankheitsmodell hat der israelische Medizinsoziologe Antonovsky 1979 mit seinem Buch »Stress, Health and Coping« das Salutogenesemodell in die Gesundheitsdiskussion eingebracht. Ursprünglich erhielt Antonovsky durch Untersuchungen zur Bewältigung traumatischer Ereignisse Anregungen für seinen Salutogenese-Ansatz. Ausschlaggebend waren Überlegungen, die Antonovsky aufgrund einer Untersuchung an Frauen verschiedener ethnischer Gruppen über die Auswirkungen der Wechseljahre entwickelte.

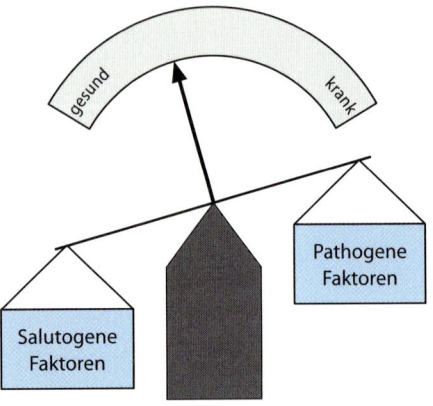

> **Exkurs**

Die untersuchten Frauen waren in Europa geboren und teilweise in einem Konzentrationslager inhaftiert gewesen. Die Gruppe der ehemaligen Inhaftierten war wie erwartet signifikant stärker gesundheitlich belastet als die anderen Frauen. Aber dennoch berichtet fast ein Drittel der inhaftierten Frauen trotz dieser traumatischer Erlebnisse über eine relativ gute psychische Gesundheit (Bengel et al. 1998).

Die grundsätzliche Frage Antonovskys ist, warum eine Person trotz widrigster Umstände gesund bleibt und nicht erkrankt. Damit wird der Gegensatz zu dem biomedizinischen Gesundheitsverständnis deutlich:

- Antonovsky geht nicht der Frage nach, wie eine Krankheit entsteht (Pathogenese), sondern
- er fragt nach den Faktoren, die eine Person gesund erhalten (Salutogenese).

Das Modell der Salutogenese orientiert sich an ressourcen- und stresstheoretischen Grundlagen und stellt den Begriff der Salutogenese (das was gesund erhält) der biomedizinisch orientierten Pathogenese (das was krank macht) gegenüber.

Die Waage in ◘ Abb. 3.1 symbolisiert das Salutogenese-Modell mit den zwei Polen »Krank« und »Gesund« sehr anschaulich.

◘ Abb. 3.1. **Salutogenese-Modell.** (Modifiziert nach Lamprecht u. Johnen 1997)

Die eine Waagschale enthält salutogene Ressourcen, also alle denkbaren Faktoren, die das System gesund erhalten. Die andere Waagschale enthält pathogen wirksame Faktoren. Ziel ist es nun, ein Übergewicht an salutogenen Faktoren zu bekommen, um sich auf dem oben dargestellten Kontinuum in Richtung des gesunden Pols zu bewegen.

3.1 Zentrale Kernaussagen des Salutogenese-Modells

Das Konzept der Salutogenese lässt sich anhand folgender Kernaussagen beschreiben:
- Gesundheits-Krankheits-Kontinuum,
- Lebensgeschichte des Patienten,
- Einwirkungen von außen,
- Gesundheitsfaktoren,
- Patient als Individuum.

Gesundheits-Krankheits-Kontinuum

Antonovsky betrachtet das Kontinuum mit den beiden Polen Gesundheit und Krankheit aus salutogener Perspektive: Solange die Selbstorganisation aufrechterhalten werden kann, also der Organismus am Leben ist, ist der Mensch in gewisser Weise gesund. Selbst wenn einige Teile des Körpers massiv von Krankheit betroffen sind, leistet der übrige Organismus Schwerstarbeit, um das Gesamtsystem aufrechtzuerhalten (Geue 1990). Salutogene Orientierung bedeutet, dass wir die Position jeder Person auf diesem Kontinuum untersuchen.

Lebensgeschichte des Patienten

Salutogene Orientierung verlangt, dass man immer die gesamte Lebensgeschichte eines Menschen betrachtet – einschließlich seiner Krankheit – und verhindert, dass man sich ausschließlich auf die Ätiologie seiner jeweiligen Krankheit konzentriert. Antonovsky kritisiert die biomedizinische Sichtweise, die zum einen ausschließlich die Aufmerksamkeit auf die Pathologie richtet, und zum anderen der Arzt zu einem beschränkten Spezialisten für eine bestimmte Krankheit statt für Gesundheit wird.

Einwirkungen von außen

Einwirkung von außen, die das innere Gleichgewicht eines Lebewesens stören, werden im Modell der Salutogenese nicht als unangenehme Stressoren angesehen, sondern als allgegenwärtig und möglicherweise sogar als gesund (salutogen) – abhängig davon, in welcher Weise ein Stressor einwirkt und wie er individuell verarbeitet wird. Natürlich gibt es manche Stressoren, die mit hoher Wahrscheinlichkeit gesundheitszerstörend sind, unabhängig von den Bewältigungsstrategien, über die man verfügt. Die Annahme, dass Stressoren grundsätzlich schädlich sind, ist jedoch nicht haltbar. Der Stressor, der Zerstörer eines Gleichgewichtszustands, wird als unausweichliches Pech angesehen. Aber schon Selye (1953) hat auf den funktionalen Charakter des Stresses aufmerksam gemacht:

> ❗ **Beachte**
>
> ▬ Stress mobilisiert Körperfunktionen.
> ▬ Man muss zwischen positivem Stress (Eustress) und negativem Stress (Distress) unterscheiden.

Gesundheitsfaktoren

Im Gegensatz zur Suche nach einer »Wunderwaffe«, die die Krankheit bekämpft, am besten in Form eines Medikaments, sucht salutogene Orientierung nach allen positiven Faktoren, die die Gesundheitsförderung des Organismus unterstützen können. Antonovsky unterscheidet hier zwischen pathogen und salutogen wirksamen Faktoren (Widerstandsdefizite und Widerstandsressourcen). Anstatt sich mit der Frage nach potentiellen Krankheitsauslösern auf Risikofaktoren zu konzentrieren, beschäftigt sich die salutogene Orientierung mit der Frage nach Faktoren, die daran beteiligt sind, dass ein Mensch seine Position auf dem Kontinuum zumindest beibehalten oder aber auf den gesunden Pol hinbewegen kann. Von diesen Faktoren hängt es nach Lamprecht u. Sack (1997) ganz entscheidend ab, ob sich ein Patient mit einer chronischen Krankheit als chronisch krank oder bedingt gesund erlebt.

Patient als Individuum

Salutogenese orientiert sich nicht am Regelfall, sondern fragt nach der Ausnahme, d.h. der Einzelfall steht im Vordergrund. Hier steht die Auffassung im Mittelpunkt, dass sich Lebewesen zwar bezüglich ihrer Organisation gleichen, sich jedoch durch verschiedene Strukturen unterscheiden. Jedes System verändert sich nach seiner individuellen Struktur (s. Kap. 2.1), deshalb ist auch jedes System (Patient) für sich zu betrachten.

Während der pathogen Orientierte mit Bestätigungen von Hypothesen auf einem bestimmten Signifikanzniveau (Überzufälligkeit) zufrieden ist, konzentriert sich der salutogen Orientierte auf den abweichenden Fall:

- Welche Personen mit großen psychischen Problemen werden nicht Alkoholiker?
- Welche Typ-A-Personen bekommen keine koronaren Erkrankungen?
- Welche Kettenraucher bekommen keinen Lungenkrebs?

3.2 Der Kohärenzsinn

Antonovsky sieht im Konstrukt des »Kohärenzsinns« (Kohärenz = Zusammenhang) die Kraft, die salutogene Ressourcen aktiviert.

❗ **Beachte**

Der Kohärenzsinn ist im Kern die Antwort auf die **Frage**: Was hält den Menschen gesund? **Antwort**: Ein ausgeprägter Kohärenzsinn.

Der Kohärenzsinn beschreibt eine grundlegende Art, sich in der Welt zu orientieren. Sie trägt dazu bei, tägliche Belastungen und Lebenskrisen zu bewältigen. Nach Antonovsky entspricht der Kohärenzsinn einer bestimmten Lebenseinstellung:

»Eine globale Orientierung, die das Ausmaß ausdrückt, in dem jemand ein durchdringendes Gefühl des Vertrauens hat, dass erstens die Anforderungen aus der internalen oder externalen Umwelt im Verlauf des Lebens strukturiert, vorhersagbar und erklärbar sind, und dass zweitens die Ressourcen verfügbar sind, die nötig sind, um den Anforderungen gerecht zu werden. Und drittens, dass diese Anforderungen Herausforderungen sind, die Investitionen und Engagement verdienen.« (Antonovsky 1993, S 12).

Antonovsky unterscheidet in seiner Definition drei Inhalte, aus denen sich der Kohärenzsinn zusammensetzt:

- Verstehbarkeit,
- Handhabbarkeit,
- Bedeutsamkeit.

Verstehbarkeit

Nach Antonovsky (1993, S 12) bedeutet Verstehbarkeit, dass »die Anforderungen aus der internalen oder externalen Umwelt im Verlauf des Lebens strukturiert, vorhersagbar und erklärbar sind«. Systeminterne oder -externe Einwirkungen werden dann von einem Lebewesen als verstehbar aufgefasst, wenn diese Einwirkungen in sich schlüssig strukturiert und klar geordnet aufgenommen werden (Schüffel et al. 1998). Dies wird Information genannt, weil es sich um ein In-Form-Bringen der Beziehung zwischen dem Organismus und einer zunächst offenen, unstrukturierten Umgebung handelt.

❗ **Beachte**

Bei einem **Informationsgewinn** handelt es sich nie um ein passives Geschehen.

»Immer »macht« der Empfänger aus dem, was er empfangen wird, etwas, mit dem er, seiner Logik entsprechend etwas »anfangen« kann.« (Von Uexküll u. Wesiack 1996b, S 349).

❗ **Beachte**

Lebewesen interpretieren ihre Umgebung als ihre Umwelt.

Handhabbarkeit

Nach Antonovsky (1993, S 12) bedeutet Handhabbarkeit, dass »die Ressourcen verfügbar sind, die nötig sind, um den Anforderungen gerecht zu werden«. Der Organismus versteht die Anforderungen also nicht nur nach seiner eigenen Logik, sondern er kann mit den Einwirkungen konstruktiv umgehen. Das bedeutet, dass der Organismus den einwirkenden

Stressor bewertet und Ressourcen sucht und prüft, die er zur Regulierung einsetzen kann. Personen mit einem hohen Maß an Handhabbarkeit nehmen an, dass sie über geeignete Ressourcen verfügen, um den Anforderungen zu begegnen, die von den störenden Einwirkungen, mit denen sie konfrontiert werden, ausgehen.

❗ Beachte

Handhabbare Umwelteinflüsse werden aus **eigener Kraft**, also eigeninitiativ und aktiv regulierbar eingeschätzt.

Bedeutsamkeit

Nach Antonovsky (1993, S 12) bedeutet Bedeutsamkeit, dass die »Anforderungen Herausforderungen sind, die Investitionen und Engagement verdienen«. Bedeutsamkeit ist für Antonovsky das motivationale und damit das entscheidende Element des Kohärenzsinns. **Motivation** ist einfach ausgedrückt das »Warum« des Verhaltens mit der Erwartungen, dass:

- die vorgefundene Situation veränderbar ist,
- das eigenes Verhalten auch zu dem erwünschten Ergebnis führt,
- man sich in der Lage sieht, in der vorgefundenen Situation entsprechend zu handeln und
- das erzielte Ergebnis des eigenen Verhaltens auch die erwünschten Folgen nach sich zieht (Rheinberg 2000).

Für das Lebewesen werden Einwirkungen von außen nicht nur verstehbar und handhabbar, sondern der Organismus reagiert: Gesundheit wird aufgebaut und erhalten, dazu werden bestehende Ressourcen aktiviert und neue Ressourcen erschlossen.

Die motivationspsychologische Argumentation der Bedeutsamkeit impliziert Aspekte der Verstehbarkeit und der Handhabbarkeit.

Der Patient wird sich aktiv einbringen und handeln, wenn folgende Bedingungen erfüllt sind:

- Er versteht seine Situation und die Maßnahmen, die zu einem Ergebnis führen sollen, sowie die Folgen, die das Ergebnis nach sich zieht (Verstehbarkeit).
- Er erlebt sich als ausreichend kompetent, durch Eigeninitiative zu diesem Ergebnis beizutragen (Handhabbarkeit).

❗ Beachte

Bedeutsamkeit bringt **Herausforderungen** mit sich: Die Ereignisse werden als wichtig genug angesehen, um emotional in sie zu investieren und sich zu engagieren.

Wenn unglückliche Erfahrungen erlebt werden, nimmt man diese Herausforderung bereitwillig an, wird ihr Bedeutung beimessen können und sein Möglichstes tun, sie mit Würde zu überwinden (Antonovsky 1997).

3.3 Kohärenzsinn und Krankheitsbewältigung

Der Kohärenzsinn ist als Aktivator zu verstehen, um geeignete Ressourcen zu rekrutieren und zu aktivieren. Die individuelle Ausprägung des Kohärenzsinns hängt nach Antonovsky (1997) einerseits mit der Vererbung, andererseits auch mit Sozialisationseinflüssen zusammen. Er spricht von einem relativ stabilen Kohärenzsinn ab der dritten Lebensdekade, wenn man sich mehr oder minder einer Identität verpflichtet hat, beruflich und familiär gefestigt ist und eine Reihe sozialer Rollen inne hat.

Ein ausgeprägter Kohärenzsinn darf aber nicht mit einem typischen Verhalten gleichgesetzt werden. Vielmehr bestimmt die Ausprägung des Kohärenzsinns über die angemessene Wahl von Strategien und ihren Einsatz in der Krankheitsbewältigung.

Inzwischen ist die Bedeutung des Bewältigungsverhaltens im Krankheitsverlauf unbestritten. Es ist aber schwer zu beantworten, in welcher Belastungssituation welches Bewältigungsverhalten mit welchem Erfolg von welchem Individuum eingesetzt wird (Rüger et al. 1990). Dies wirft die Frage von Heim (1988) auf, ob es identifizierbar angemessene und unangemessene Krankheitsbewältigung gibt.

Bengel et al. (1998) sprechen in diesem Zusammenhang vom Kohärenzsinn in der Funktion eines Dirigenten, der nicht mit Bewältigungsstilen gleichzusetzen ist, sondern eine übergeordnete, steuernde Rolle einnimmt – er steuert den Einsatz und die Intensität bestimmter Kombinationen von Bewältigungsstilen, eben wie ein Dirigent. Dabei spielt auch die Frage nach allgemein geeigneten oder ungeeigneten Bewältigungsstilen eine untergeordnete Rolle.

Krankheitsbewältigung kann im Sinne Antonovskys nur individuell beantwortet werden. Geeignete Krankheitsbewältigung resultiert, wenn Anforderungen:
- verstehbar,
- handhabbar und
- bedeutsam
aufgefasst werden.

Sie regen damit die konstruktive Strukturveränderung des Systems an. Somit wird eine Person mit ausgeprägtem Kohärenzsinn aus ihrem Repertoire generalisierter und spezifischer Ressourcen die angemessenste Kombination auswählen.

3.4   Salutogenese: Praktische Umsetzbarkeit

Nach den bisherigen theoretischen Vorüberlegungen scheint das Modell der Salutogenese von Antonovsky eine vielversprechende Alternative zum biomedizinischen Krankheitsmodell darzustellen. Die konzeptionellen Vorzüge müssen sich jedoch praktisch umsetzen lassen.

Das Konzept der Salutogenese enthält allerdings noch keine Anleitung für eine praktische Umsetzung im therapeutischen Alltag (Görlich 2002).

Welches Potential des Salutogenese-Modells ließe sich therapeutisch nutzen? In ersten Ansätzen wurde versucht, durch therapeutische Maßnahmen den Kohärenzsinn positiv zu beeinflussen. Eine therapeutische Beeinflussung des Kohärenzsinns hält allerdings auch Antonovsky (1997) für schwer möglich: Nach Antonovsky (1987) sei es utopisch zu erwarten, eine Begegnung (oder auch mehrere Begegnungen) zwischen Patient und Therapeut könne eine signifikante Änderung des Kohärenzsinns bewirken.

Der Kohärenzsinn, definiert als relativ stabiles, personeninternes Konstrukt, erwies sich auch in empirischen Studien als stabil und kaum therapeutisch modifizierbar und optimierbar.

Grundsätzlich stellt sich jedoch die Frage, ob das Ziel salutogener Therapie eine Beeinflussung des Kohärenzsinns darstellen muss, oder ob es nicht sinnvoller wäre, Therapie so zu gestalten, dass sie auch für Personen mit weniger stark ausgeprägtem Kohärenzsinn verstehbar, handhabbar und bedeutsam ist und somit zur Gesundheitsarbeit anregt? So sieht Maoz (1998) die Umsetzung von Salutogenese in der Therapie nicht unbedingt in der Beeinflussung des Kohärenzsinns, sondern vielmehr in der Art und Weise des therapeutischen Vorgehens:

»Wenn es gelingt, in Richtung der drei Komponenten des SOC (Sense of Coherence = Kohärenzsinn, Ergänzung der Autoren) ... zu arbeiten, schafft sich der Patient mit Hilfe des Therapeuten eine Chance auf ein gesünderes Leben«. (Maoz 1998, S 20).

Eine zentrale Rolle für eine Weiterentwicklung der salutogenen Idee im Rahmen der Rehabilitation spielt die Entwicklung von salutogenen Therapieprinzipien, d.h. die Weiterführung und

Veränderung von professionellen Rehabilitationskonzepten in Richtung Salutogenese.

Bisher haben salutogene Prinzipien und daraus abgeleitete therapeutische Handlungsrichtlinien im Anwendungsfeld Rehabilitation nur wenig Bedeutung (mit Ausnahme der Rehabilitation von Krebskranken, vgl. u. a. Weis 1997), obwohl viele Umstände, z. B. chronisch-degenerative Erkrankungen die Dringlichkeit für salutogene Therapieprinzipien unterstreichen (Bengel et al. 1998).

Teil A im Überblick

Die theoretischen, gesundheitswissenschaftlichen Grundlagen des Mentalen Gehtrainings als Anforderungen an ein innovatives Therapieverfahren wurden dargestellt. Das biomedizinische Krankheitsmodell wird aufgegeben zu Gunsten eines Gesundheitsmodells auf systemtheoretischer Basis, dem Salutogenese-Modell nach Antonovsky. Für die Entwicklung eines innovativen Therapieverfahrens sind folgende Aspekte wichtig:

- Der Mensch ist als lebendes biopsychosoziales System aufzufassen.
- Lebende Systeme sind autonom und verändern sich ausschließlich ihrer eigenen Struktur entsprechend.
- Gesundheit lässt sich nicht von außen herstellen, sondern ist eine Eigenleistung des Menschen.
- Therapeutische Intervention, die die Eigenleistung des Menschen konstruktiv beeinflussen soll, muss adäquate Rahmenbedingungen schaffen.
- Nach dem Salutogenese-Konzept sind die Verstehbarkeit, Handhabbarkeit und Bedeutsamkeit die wesentlichen Rahmenbedingungen, die die Therapie gewährleisten muss.

Literatur: Kap. 1–3

Adler RH (1996) Rehabilitation aus biopsychosozialer Sicht. In: Adler RH, Herrmann JM, Köhle K, Schonecke OW, Uexküll T von, Wesiack W (Hrsg) Psychosomatische Medizin (S 483–489). Urban & Schwarzenberg, München Wien Baltimore

Antonovsky A (1979) Health, Stress and Coping. Jossey-Bass, San Francisco

Antonovsky A (1987) Unraveling the Mystery of Health. Jossey-Bass, San Francisco

Antonovsky A (1993) Gesundheitsforschung versus Krankheitsforschung. In: Franke A, Broda M (Hrsg) Psychosomatische Gesundheit. Versuch einer Abkehr vom Pathogenese-Konzept (S 3–14). dgvt, Tübingen

Antonovsky A (1997) Salutogenese: Zur Entmystifizierung der Gesundheit. dgtv, Tübingen

Baier H (1998) Wertewandel im Gesundheitswesen – mit Blick auf die Rehabilitationsmedizin. In: Delbrück H, Haupt E (Hrsg) Rehabilitationsmedizin (S 132–139). Urban & Schwarzenberg, München Wien Baltimore

Bammé A, Feuerstein G, Geuth M, Holling E, Kahle R, Kempin P (1986) Maschinen-Menschen. Menschen-Maschinen. Grundrisse einer sozialen Beziehung. Rowohlt, Reinbek

Bauer A (1998) Körperbild und Leibverständnis. Die Sicht vom kranken und gesunden Menschen in der Geschichte der Medizin – dargestellt an ausgewählten Beispielen. In: Jacobi T (Hrsg) »Kalte Embryonen« und »warme Leichen«. Körperverständnis und Leiblichkeit. Christliche Anthropologie und das Menschenbild der Medizin (S 21–38). Ev. Akademie Iserlohn, Iserlohn

Bengel J, Strittmatter R, Willmann H (1998) Was erhält Menschen gesund? Antonovskys Modell der Salutogenese – Diskussionsstand und Stellenwert. BzgA, Köln

Bertalanffy L von (1968) General system theory. Braziller, New York

Capra F (1984) Am Wendepunkt. In: Kakuska R (Hrsg) Andere Wirklichkeiten. Die neue Konvergenz von Naturwissenschaften und spirituellen Traditionen (S 23–29). Dianus-Trikont, München

Capra F (1985) Wendezeit. Bausteine für ein neues Weltbild. Scherz, München

Corbin JM (1996) Rehabilitation: A Biographical and Medical Process. In: Schott T, Badura B, Schwager HJ, Wolf P, Wolters P (Hrsg) Neue Wege in der Rehabilitation (S 174–181). Juventa, Weinheim München

Dorenburg U, Schliehe F (1998). Qualitätsmanagement in der medizinischen Rehabilitation. In: Delbrück H, Haupt E (Hrsg) Rehabilitationsmedizin (S 218–224). Urban & Schwarzenberg, München Wien Baltimore

Eberspächer H (2001) Mentales Training. Ein Handbuch für Trainer und Sportler. Copress, München

Egner U, Gerwinn H, Müller-Fahrnow W, Schliehe F (1998) Das Qualitätssicherungsprogramm der gesetzlichen Rentenversicherung für den Bereich der medizinischen Rehabilitation. Rehabilitation 37 (Suppl 1):2–7

Engel GL (1977) The need for a new model: A challenge for biomedicine. Science 196 (4286):129–136

3

Engel GL (1996) Wie lange noch muß sich die Wissenschaft der Medizin auf eine Weltanschauung aus dem 17. Jahrhundert stützen? In: Adler RH, Herrmann JM, Köhle K, Schonecke OW, Uexküll T von, Wesiack W (Hrsg) Psychosomatische Medizin (S 3–12). Urban & Schwarzenberg, München Wien Baltimore

Foerster H von (1993) KybernEthik. Merve, Berlin

Gadamer H-G (1993) Über die Verborgenheit der Gesundheit. Suhrkamp, Frankfurt

Geue, B. (1990). Therapieziel: Gesundheit. Springer, Berlin Heidelberg New York

Görlich P, Mayer J (2001) Moderne gesundheitswissenschaftliche Erkenntnisse als Grundlage für die therapeutische Praxis – Handlungsempfehlungen für salutogene Therapie. Krankengymnastik 53 (2):264–269

Görlich P (2002) Prognose des Therapieerfolges. Eine Studie zum Zusammenhang zwischen Sense of Coherence und Therapieerfolg bei orthopädischen Patienten. Dr. Kovac, Hamburg

Grigoleit H (1996) Neue Wege in der Rehabilitation aus der Sicht der Krankenkassen. In: Schott T, Badura B, Schwager HJ, Wolf P, Wolters P (Hrsg) Neue Wege in der Rehabilitation (S 224–234). Juventa, Weinheim München

Heim E (1988) Coping und Adaptivität: Gibt es ein geeignetes und ungeeignetes Coping? Psychotherapie, Psychosomatik, Medizinische Psychologie, 38 (1):8–18

Heisenberg W (1959) Physik und Philosophie. Hirzel, Stuttgart

Huber G (2000) Evaluation in der Sporttherapie – ein Beitrag zum Qualitätsmanagement. In: Schüle K, Huber G (Hrsg) Grundlagen der Sporttherapie (S 123-138). Urban & Fischer, München

Krämer W (1997) Wir kurieren uns zu Tode. Ullstein, Berlin

Kuhn TS (1962) The structure of scientific revolutions. Univiversity of Chicago Press, Chicago London

Lamprecht F, Johnen R (1997) Salutogenese. Ein neues Konzept in der Psychosomatik? VAS, Frankfurt

Lamprecht F, Sack M (1997) Köharenzgefühl und Salutogenese – Eine Einführung. In: Lamprecht F, Johnen R (Hrsg) Salutogenese Ein neues Konzept in der Psychosomatik? (S 22–36). VAS, Frankfurt

Leigh H, Reiser MF (1980) The Patient. Biological, Psychological and Social Dimensions of Medical Practice. Plenum Medical Book Company, New York

Leithoff P (1993) Die paradigmatische Bedeutung der Psychosomatik von Thure von Uexküll. Dissertation, Universität Köln

Ludewig K (1997) Systemische Therapie. Klett-Cotta, Stuttgart

Maoz B (1998) Salutogenese – Geschichte und Wirkung einer Idee. In: Schüffel W, Brucks U, Johnen R, Köllner V, Lamprecht F, Schnyder U (Hrsg) Handbuch der Salutogenese (S 13–22). Ullstein Medical, Wiesbaden

Maturana HR, Varela FJ (1980). Autopoiesis and Cognition. Reidel, Boston

Maturana HR (1982) Erkennen. Die Organisation und Verkörperung von Wirklichkeit. Ausgewählte Arbeiten zur biologischen Epistemologie. Vieweg, Braunschweig Wiesbaden

Maturana HR, Varela FJ (1987) Der Baum der Erkenntnis. Scherz, Bern München Wien

Pawlow I (1955) Ausgewählte Werke. Akademie, Berlin

Pauli HG (1996) Gesundheit und Krankheit. Sozialmedizinische und medizinsoziologische Aspekte. In: Adler RH, Herrmann JM, Köhle K, Schonecke OW, Uexküll T von, Wesiack W (Hrsg) Psychosomatische Medizin (S 63–72). Urban & Schwarzenberg, München Wien Baltimore

Rheinberg F (2000) Motivation. Kohlhammer, Stuttgart

Rieder H (1991) Bewegungslernen. In: Rieder H, Lehnertz K (Hrsg) Bewegungslernen und Techniktraining (S 9–106). Hofmann, Schorndorf

Rüger U, Blomert AF, Förster W (1990) Coping. Theoretische Konzepte, Forschungsansätze, Meßinstrumente zur Krankheitsbewältigung. Vandenhoeck & Ruprecht, Göttingen

Schaefer H (1994) Zur Wissenschaftlichkeit in der Medizin. In: Wessel KF (Hrsg) Herkunft, Krise und Wandlung der modernen Medizin. Kulturgeschichtliche, wissenschaftsphilosophische und anthropologische Aspekte (S 112–123). Kleine, Bielefeld

Schlippe A von, Schweitzer J (1999). Lehrbuch der systemischen Therapie und Beratung. Vandenhoeck & Ruprecht, Göttingen

Schüffel W, Brucks U, Johnen R, Köllner V, Lamprecht F, Schnyder U (1998) Einführung. In: Schüffel W, Brucks U, Johnen R, Köllner V, Lamprecht F, Schnyder U (Hrsg) Handbuch der Salutogenese (S 1–11). Ullstein Medical, Wiesbaden

Schwartz FW (1998) Rehabilitation: Veränderte Rahmenbedingungen – neue Zielsetzung? In: BfA (Hrsg.) Rehabilitation 1998 (S 128–143). BfA, Berlin

Selye H (1953) Einführung in die Lehre vom Adaptationssyndrom. Thieme, Stuttgart

Siegrist J, Neumer S, Margraf J (1998) Salutogeneseforschung: Versuch einer Standortbestimmung. In: Margraf J, Siegrist J, Neumer S (Hrsg) Gesundheits- oder Krankheitstheorie? Saluto – versus pathogenetische Ansätze im Gesundheitswesen (S 3–12). Springer, Berlin Heidelberg New York

Simon FB (1995) Die andere Seite der Gesundheit. Auer, Heidelberg

Uexküll T von, Fuchs M, Müller-Braunschweig HM, Johnen R (1994) Subjektive Anatomie. Schattauer, Stuttgart

Uexküll T von, Wesiack W (1996a) Wissenschaftstheorie: Ein bio-psycho-soziales Modell. In: Adler RH, Herrmann JM, Köhle K, Schonecke OW, Uexküll T von, Wesiack W (Hrsg) Psychosomatische Medizin (S 13–52). Urban & Schwarzenberg, München Wien Baltimore

Uexküll T von, Wesiack W (1996b) Theorie des therapeutischen Geschehens. In: Adler RH, Herrmann JM, Köhle K, Schonecke OW, Uexküll T von, Wesiack W (Hrsg) Psychosomatische Medizin (S 347–351). Urban & Schwarzenberg, München Wien Baltimore

Verres R (1995) Gesundheits- und Krankheitstheorien als Forschungsobjekte der Medizinischen Psychologie. In: Bauer A (Hrsg) Theorie der Medizin. Dialoge zwischen Grundlagenfächern und Klinik (S 112–125). Bartsch, Heidelberg

Watzlawick P (1998) Wie wirklich ist die Wirklichkeit? Piper, München

Watzlawick P, Kreuzer F (1998) Die Unsicherheit unserer Wirklichkeit. Piper, München

Weiner H (1992) Pertubing the Organism. The Biology of Stressful Experience. University of Chgicago Press; Chicago

Weis J (1997) Das Konzept der Salutogenese in der Psychoonkologie. In: Bartsch HH, Bengel J (Hrsg) Salutogenese in der Onkologie (S 106–116). Karger; Basel Freiburg

Wessel K-F (1994) Die Einheit von Zeit und Komplexität und der interdisziplinäre Dialog. In: Wessel KF (Hrsg) Herkunft, Krise und Wandlung der modernen Medizin. Kulturgeschichtliche, wissenschaftsphilosophische und anthropologische Aspekte (S 28–37). Kleine, Bielefeld

Zimmerli W Ch (1997) Gesundheit als offenes System. In: Bartsch HH, Bengel J (Hrsg) Salutogenese in der Onkologie (S 5–19). Karger, Basel Freiburg

B

Anforderungen an
innovative Therapeuten

»Handel stets so, dass du die Anzahl der Möglichkeiten vergrößerst!« (Von Foerster 1988, zitiert nach Von Schlippe u. Schweitzer 1999, S 116).

Teil B des Buches handelt von der praktischen Umsetzung der in Teil A beschriebenen Anforderungen an ein modernes, innovatives Therapieverfahren. Bezogen auf innovatives therapeutisches Handeln bedeutet das nach Von Foerster, dass alles, was die Zahl der Möglichkeiten einschränkt, z. B. Tabus, Denkverbote oder Richtig-/Falschbewertungen, einem salutogenen Therapieverständnis entgegensteht.

> ❗ **Beachte**
>
> Es geht darum, »das Gewusste in Frage zu stellen, das kaum Gedachte zum Thema zu machen.« (Von Schlippe u. Schweitzer 1999, S 116).

In Teil B werden **salutogene Therapieprinzipien entwickelt**, die die praktische Umsetzung salutogener Therapien für den Therapeuten erleichtern sollen. Die Therapieprinzipien ermöglichen es, die Therapie für den Patienten verstehbar, handhabbar und bedeutsam zu gestalten. Salutogene Therapieprinzipien bestehen aus systemischen Therapiegrundsätzen, die dann in Form von Handlungsempfehlungen den drei Komponenten des Kohärenzsinns zugeordnet sind (s. Teil A, Kap. 3.2):

- Verstehbarkeit,
- Handhabbarkeit,
- Bedeutsamkeit.

Dazu sollen zunächst die Besonderheiten der salutogen Therapie für die praktische, therapeutische Arbeit herausgearbeitet werden, die mit den Grundsätzen verbunden sind, den Menschen als lebendes System aufzufassen und Gesundheit sowie alle Faktoren, die zur individuellen Gesundheit beitragen, als zentralen Aspekt von Therapie zu verstehen.

Salutogene Therapie

Nach den Überlegungen in Teil A dieses Buches sind die Faktoren, die zur individuellen Gesundheit beitragen, beim einzelnen Patienten zu suchen. Akzeptiert der Therapeut nun, dass Therapie nicht heilt, sondern dass der therapeutische Effekt vielmehr in der Herstellung von geeigneten, gesundheitsfördernden Rahmenbedingungen zu suchen ist, bedeutet dies, dass **gesundheitsfördernde Rahmenbedingungen durch Therapie** herzustellen sind. Dies kann nur dann gelingen, wenn die therapeutische Intervention für den Patienten verstehbar, handhabbar und bedeutsam ist.

Die Übernahme von Maturanas und Varelas Überlegungen als Grundlage von Therapie (s. Teil A, Kap. 2) ist vielfach kritisiert worden. Besonders der Verzicht auf den Kausalitätsglauben führte zu der Frage, was man als Therapeut noch für Möglichkeiten hat, einzugreifen.

> ❗ **Beachte**
>
> Der Verzicht auf therapeutische Kausalität muss **nicht** automatisch therapeutische Wirksamkeit in Frage stellen.

Ein Hauptvorteil der Übernahme oder zumindest Berücksichtigung der Theorie Maturanas und Varelas in der systemischen Therapie seit den frühen 80er Jahren war es, Therapie von einem eher kämpferischen Vorgehen nach dem Motto »der Therapeut weiß am besten, was für den Patienten gut ist«, hin zu einem mehr kooperativen Vorgehen zu wandeln (Von Schlippe u. Schweitzer 1999).

Handlungsrichtlinien für den Therapeuten

Für die **Praxis** stellt sich an dieser Stelle folgende Frage: Wie kann man zielgerichtet therapeutisch handeln, wenn therapeutisches Wirken für den Patienten lediglich Störungen oder Anregungen sind (Simon 1995)? Denn mit allem, was der Therapeut in Interaktion mit dem Patienten tut, wird er Teil eines komplexen Wechselwirkungsgefüges und kann die Wirkung seines Handelns nicht im Voraus übersehen (Von Schlippe u. Schweitzer 1999).

Es bleibt nur die Möglichkeit, die Fähigkeiten des Systems selbst zu nutzen.

> ❗ **Beachte**
>
> Therapeutische Interventionen **müssen** der individuellen Logik des jeweiligen Patienten entsprechen.

Bei salutogener Therapie geht es nun darum, therapeutische Intervention derart zu gestalten, dass sie für jeden Patienten verstehbar, handhabbar und bedeutsam wird.

> ℹ️ **Tipp**
>
> Der einzelne Patient muss verstehen, **was** mit ihm, **warum** und **wie** gemacht wird.

Verstehbarkeit alleine reicht aber nicht aus, damit der Patient gesundheitsförderliche Eigeninitiative unternimmt. Zusätzlich muss er seinen Möglichkeiten entsprechend den Umgang mit der neuen Situation als durchaus bewältigbar einschätzen (**Handhabbarkeit**). Das sind die Voraussetzung für gesundheitsförderliche Eigeninitiative (**Bedeutsamkeit**):

> ❗ **Beachte**
>
> Nur wenn der Patient versteht, was mit ihm gemacht wird, und er erlebt, dass er ohne fremde Hilfe damit umgehen kann, wird er es von sich aus machen!

Die Frage des Therapeuten: »Was kann ich machen und wie muss ich mich verhalten, damit meine therapeutische Arbeit für den jeweiligen Patienten verstehbar, handhabbar und bedeutsam wird?« soll im Folgenden in Form von konkreten Handlungshinweisen beantwortet werden. Diese Handlungsrichtlinien können auch als **salutogene Therapieprinzipen** aufgefasst werden (Görlich u. Mayer 2001; Mayer 2001).

Dem **Aspekt der Verstehbarkeit** entsprechen die Handlungsrichtlinien:
- Erleben des Patienten respektieren!
- Kommunikation als physiotherapeutisches Mittel akzeptieren!

Dem **Aspekt der Handhabbarkeit** entsprechen die Handlungsrichtlinien:
- Ziele der Therapie mit dem Patienten erarbeiten!
- Lebensraum und Lebenszeit des Patienten berücksichtigen!

Das Erleben des Patienten respektieren

4.1 Konstruktivistische Erkenntnistheorie

In Teil A wurde die erkenntnistheoretische Grundlage eines systemischen Menschenverständnis vorgestellt, der Konstruktivismus. Die Idee des Konstruktivismus wird an folgendem Beispiel illustriert:

> **Exkurs**
>
> **Der blinde Fleck:** Die Netzhaut weist nicht überall empfindliche Stäbchen und Zäpfchen auf. An der Stelle, wo der optische Nerv die Netzhaut verlässt, befinden sich keine Rezeptoren, deshalb wird diese Stelle »blinder Fleck« genannt. Diese Erklärung macht aber keine Aussage darüber, warum man nicht ständig mit einem visuellen Loch dieser Größe die Welt wahrnimmt. Die visuelle Erfahrung des Menschen ist die von einem kontinuierlichen Raum, wir nehmen diese Diskontinuität, die erscheinen sollte, nicht wahr. Wir sehen nicht, dass wir nicht sehen (Von Förster u. Pörksen 1998).

Das Phänomen des blinden Flecks verdeutlicht, dass der Mensch gar nicht merkt, dass er nicht sieht. Die Stelle, die eigentlich leer bleiben müsste, wird entsprechend den anderen Eindrücken konstruiert. Damit stellt sich die Frage nach dem Verständnis von Wirklichkeit.

> **Beachte**
>
> **Wirklichkeit** kann nie losgelöst gesehen werden von ihrem Betrachter.

Das heißt an dieser Stelle nicht, dass es keine Realität an sich gäbe, dass es aber sinnlos ist, von ihr zu sprechen, ohne den konstruktiven Erkenntnisprozess des Einzelnen zu berücksichtigen (Von Schlippe u. Schweitzer 1999).

> **Exkurs**
>
> Die **konstruktivistische Erkenntnistheorie** stellt den Realismus, dem wir in der Alltagswelt mehr oder weniger selbstverständlich unter-

liegen, in Frage. Der Realismus ist eine philosophische Lehre, die Objekten der Sinneswahrnehmung, z. B. Tischen oder Stühlen, eine von der Wahrnehmung unabhängige Existenz einräumt. In seiner extremen Form, dem naiven Realismus, geht er davon aus, dass die mit den Sinnen wahrgenommenen Dinge genau so sind, wie sie erscheinen.

In der konstruktivistischen Erkenntnistheorie tritt das Erkennen selbst, d. h. die Art und Weise, wie der Einzelne erkennt, in den Vordergrund. Ihre Vertreter bestreiten, dass es eine objektive, für alle Menschen gleiche gültige Erkenntnis von dem zu Erkennenden geben könne. Die Konstruktivisten schreiben dem Erkennenden einen aktiven Prozess im Erkenntnisprozess zu, der deshalb als Konstruktion des zu Erkennenden verstanden wird.

4.2 Wirklichkeit als sozialer Konsens

Die konstruktivistische Erkenntnistheorie kann man sehr in Frage stellen, denn sitzt man auf einem Stuhl, ist das ja wohl objektiv und eindeutig ein Stuhl!

Erst in diesem Jahrhundert zeigte sich in der Physik die Relativität auch solcher Aussagen. Das, was man als fest und unverrückbar erlebt, ist in Wirklichkeit ein Prozess, der ständig in Bewegung ist. Die Unschärferelation (Heisenberg 1959) fasst die Erfahrung der Physiker zusammen, dass die Position des Beobachters und die Art seiner Fragen darüber entscheidet, ob sich ihm ein Teilchen als Teilchen zeigt oder als Welle (Von Schlippe u. Schweitzer 1999). Damit ist das Objekt vom betrachtenden Subjekt (Beobachter) nicht mehr zu trennen.

Was ist Wirklichkeit

Um auch in der Therapie zu einem angemessenen Verständnis von Wirklichkeit zu kommen, ist es jedoch wichtig, diesen Konstruktionsprozess nicht als einen individuellen, sondern als einen gemeinschaftlichen Prozess zu verstehen. Wirklichkeit ist nicht das Ergebnis eines persönlichen, sog. solipsistischen Prozesses, sondern ein sozialer Konsens, denn die Menschen leben nicht allein, sondern immer in sozialen Zusammenhängen. Was man als Wirklichkeit bezeichnet, entsteht im Dialog, im Gespräch.

❗ **Beachte**

Das, **was man für die Wirklichkeit hält**, hat man in einem langen Prozess von Sozialisation und Versprachlichung als wirklich anzusehen gelernt (Von Schlippe u. Schweitzer 1999).

Von Foerster spricht in diesem Fall von Trivialisierung; Kindergärten und Schulen sind mit seinen Worten »Trivialisierungsanstalten« (Von Foerster u. Pörksen 1998, S 5). Kleine Kinder erleben ihre Umwelt in ihrer eigenen Wirklichkeit: Ein Tisch kann Höhle, Flugzeug oder Auto sein. Erst im Laufe ihrer Sozialisation wird ihnen beigebracht, was die Gemeinschaft als Wirklichkeit betrachtet.

Im zwischenmenschlichen Bereich ist es eher möglich, den konstrukivistischen Wirklichkeitsbegriff zu akzeptieren: Ob mich meine Partnerin oder mein Partner wirklich liebt oder nur so tut, das kann niemand objektiv beurteilen (Von Schlippe u. Schweitzer 1999).

Wirklichkeiten im therapeutischen Alltag

Im therapeutischen Alltag wird die Relevanz von individueller Wirklichkeit, z.B. beim Thema »Schmerz«, deutlich:

- Gibt es einen objektiven Schmerz?
- Lässt sich von außen ein Schmerz erkennen oder diagnostizieren?

Immer ist das Erleben, d. h. die Wirklichkeitskonstruktion des Patienten gefragt. An dieser

Stelle ist es wieder wichtig, zwischen den Körpermodellen zu unterscheiden und dem subjektiven Körpermodell gegenüber dem objektiven Körpermodell (vgl. Teil A, Kap. 2.3) den Vorzug zu geben. Denn für den Patienten ist allein das Erleben von Krankheit und Gesundheit relevant. Hier ist es aber genauso wichtig, nicht nur pathogen orientiert stets das Erleben des kranken Körpers für den Patienten in den Mittelpunkt zu rücken, sondern vielmehr dem Patienten zu vermitteln, dass auch Gesundheit erlebt werden kann, z.B. das Nachlassen von Schmerzen und eingeschränkter Funktionalität.

4.3 Individuelle Wirklichkeiten akzeptieren und respektieren

Für die Gestaltung der therapeutischen Intervention ist es wichtig, das Erleben des Patienten in den Mittelpunkt zu rücken. Denn wie bereits angesprochen, verändert sich ein lebendes System nur entsprechend seiner inidividuellen Logik. Deshalb muss der Therapeut diese individuelle Logik akzeptieren und zum Mittelpunkt seiner Therapie machen.

❗ **Beachte**

Jeder Mensch – und damit jeder Patient – besitzt eine **eigene Wirklichkeitskonstruktion**.

Wenn jeder Mensch eine eigene Wirklichkeitskonstruktion besitzt, hat auch jede Wirklichkeitskonstruktion ihre Berechtigung. Das bedeutet für den Therapeuten, dass er die jeweilige Wirklichkeitskonstruktion des Patienten respektieren muss und nicht vom Patient verlangen sollte, sich seiner (der Wirklichkeitskonstruktion des Therapeuten) anzupassen.

❗ **Beachte**

Therapie hat die Aufgabe, den **Patient in seiner Wirklichkeit abzuholen** und **an dieser anzuknüpfen**.

Simon (1995) betont, dass die wichtigste Prämisse, von der man sich verabschieden muss, die Annahme ist, man könne irgendwelche objektiven Aussagen über irgendeinen Patienten machen und dementsprechend auch objektiv richtige Therapiestrategien für irgendeine objektiv definierte Störung entwickeln.

> **❶ Beachte**
>
> Die **richtige Therapiestrategie** ergibt sich durch Anknüpfen an das Erleben des Patienten.

In Teil A (s. auch Teil F, Anhang 1) wurde als Grundvoraussetzung einer konstruktiven, zielorientierten Interaktion die strukturelle Kopplung zwischen zwei lebenden Systemen genannt. Ganz in diesem Sinne kann vom Patienten **nicht** erwartet werden, dass er sich ändert.

> **❶ Beachte**
>
> Die **Gestaltung der Therapie** muss den Strukturen des Patienten angepasst werden.

Am Erleben des Patienten anknüpfen bedeutet auch, dessen Stärken und Schwächen zu erkennen und angemessen in den Therapieprozess einzubringen. Dabei hat sich gezeigt (Brucks et al. 1998), dass Therapie dann am erfolgreichsten ist, wenn sich der Patient in der Therapie auch in seinen Stärken und positiven Seiten erfahren kann.

Der individuelle Umgang mit Stärken und Schwächen und der Versuch, therapeutisch Ressourcen zu aktivieren, steht im Widerspruch mit routinehaftem Vorgehen.

> **❶ Beachte**
>
> Therapeutische Behandlung **muss** am Erleben des Patienten ansetzen, erst dann kann Verstehbarkeit in der Therapie vermittelt werden.

Kommunikation als physiotherapeutisches Mittel akzeptieren

»In der Abteilung Physiotherapie sind Individualgespräche länger als 5 Minuten nicht gestattet, denn hier wird für Physiotherapie und nicht Psychotherapie bezahlt.« (Leiter eines ambulanten Therapiezentrums 1997).

Ein derartig erschreckendes, aber in der therapeutischen Praxis immer wieder anzutreffendes Verständnis von Physiotherapie führt dazu, Kommunikation als eigenes salutogenes Therapieprinzip einzuführen, denn **Kommunikation ist der Schlüssel zum Erleben des Patienten**.

In der Alltagserfahrung scheint Kommunikation etwas zu sein, das man mit einer Röhren-Metapher beschreiben könnte: An einer Stelle entsteht etwas, das durch eine Verbindungsröhre übertragen und zum anderen Ende übermittelt wird. Das, was übertragen wird, nennt man **Information**. Diese Auffassung von Kommunikation und Informationsverarbeitung erweckt den Eindruck, als wäre Information unabhängig von Sender und Empfänger. Aber bereits der Alltag zeigt, dass Kommunikation ganz anders abläuft: Jede Person sagt, was sie sagt, und hört, was sie hört.

❗ **Beachte**

Dass etwas Bestimmtes gesagt wird, garantiert nicht, dass es auch so gehört wird (Maturana u. Varela 1987).

5.1 Verbale Kommunikation

Versucht man, das Problem der Kommunikation aus systemtheoretischer Sicht zu betrachten, wird deutlich, dass es aus der Perspektive des Beobachters in einer kommunikativen Interaktion immer Mehrdeutigkeit geben kann.

Das Phänomen der Kommunikation hängt also nicht von dem ab, was übermittelt wird, sondern von dem, was im Empfänger geschieht. Denn der Empfänger verarbeitet die aufgenommenen Signale und Reize entsprechend seiner Struktur, seiner systemeigenen Logik.

❗ **Beachte**

Information entsteht beim Empfänger (Von Förster u. Pörksen 1998).

In diesem Zusammenhang spricht Schulz von Thun (2001) von der **Anatomie einer Nachricht**. Das Grundprinzip der zwischenmenschlichen Kommunikation ist nach Schulz von Thun schnell beschrieben: Zunächst unterscheidet er einen Sender, der etwas mitteilen möchte. Dieser verschlüsselt seine Mitteilung in Zeichen, die für andere Personen erkennbar sind. Damit gibt er eine Nachricht von sich. Der Empfänger muss nun diese wahrgenommenen Zeichen entschlüsseln. Betrachtet man die Nachricht genauer, erkennt man, dass ein und dieselbe Nachricht stets **vier Botschaften gleichzeitig** enthält (⬛ Abb. 5.1):

1. **Sachinhalt** (worüber informiert werden soll).
2. **Selbstoffenbarung** (was der Sender von sich selbst kundgibt).
3. **Beziehung** (wie Sender und Empfänger zueinander stehen).
4. **Appell** (wozu der Empfänger den Sender veranlassen möchte).

Sachinhalt

Eine Nachricht enthält natürlich eine **Sachinformation**. Immer, wenn es um eine Sache geht, sollte diese Information auch im Vordergrund stehen.

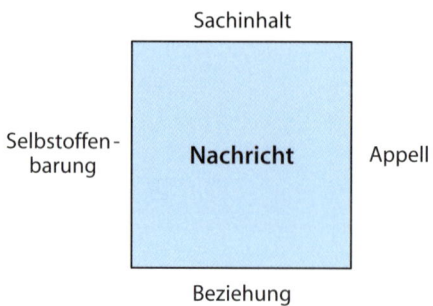

⬛ Abb. 5.1. **Die vier Seiten einer Nachricht.**
(Aus Schulz von Thun 2001, S 30)

Selbstoffenbarung

In jeder Nachricht sind auch Informationen über die Person des Senders zu finden. Schulz von Thun wählt hierbei bewusst den Begriff der Selbstoffenbarung, da er damit sowohl die gewollte Selbstdarstellung als auch die unfreiwillige Selbstenthüllung einschließt.

❗ **Beachte**

Die Selbstoffenbarungsseite der Nachricht enthält Ich-Botschaften.

Darüber ist sich der Sender in der Regel bewusst, denn er möchte natürlich Sachinformationen vermitteln und dabei auch einen guten Eindruck hinterlassen.

Beziehung

Aus einer Nachricht geht immer hervor, wie der Sender den Empfänger einschätzt. Das zeigt sich:
- in der gewählten Formulierung,
- im Tonfall oder
- in nonverbalen Signalen.

Der Empfänger ist für diesen Teil der Nachricht sehr sensibel, denn hier fühlt er sich als Person in einer bestimmten Weise behandelt. Eine Nachricht senden heißt also immer auch, zu dem Empfänger eine Form der Beziehung auszudrücken. Der Beziehungsaspekt liefert dem Empfänger demnach zwei verschiedene Beziehungsinformationen:
1. Was hält der Sender vom Empfänger?
2. Wie stehen Empfänger und Sender zueinander?

❗ **Beachte**

Die Beziehungsseite der Nachricht enthält Du- und Wir-Botschaften.

Appell

Die wenigsten Nachrichten werden ohne Zielsetzung formuliert. Häufig möchte der Sender durch seine Nachricht in irgendeiner Weise auf den Empfänger Einfluss nehmen. Dieser Versuch kann mehr oder weniger offensichtlich oder verborgen sein. Dabei kann es durchaus vorkommen, dass Sach-, Selbstoffenbarungs- und Beziehungsseite der Nachricht auf die Appellseite ausgerichtet werden, sie werden zum Mittel der Zielerreichung funktionalisiert.

❗ **Beachte**

Der Sender (Therapeut) sollte in der Kommunikation alle vier Seiten der Nachricht berücksichtigen und beherrschen.

Nicht selten werden sachlich einwandfreie Informationen in der Nachricht mit einer unpassenden Beziehungsseite versehen. Dadurch sind Kommunikationsstörungen vorprogrammiert (Schulz von Thun 2001).

5.2 Nonverbale Kommunikation

Die Darstellung der vier Seiten einer Nachricht legen die Vermutung nahe, dass nur das, was gesagt ist, eine Nachricht darstellt. Kommunikation, d.h. das Senden und Empfangen von Nachrichten, läuft jedoch auch nonverbal ab.

»Man kann nicht nicht kommunizieren« (Beavin et al. 1967, S 53).

Dieser Grundsatz der Kommunikation verdeutlicht, dass jedes Verhalten Mitteilungscharakter hat. Sobald beispielsweise der Therapeut in das Wahrnehmungsfeld eines Patienten kommt (oder umgekehrt), wird kommuniziert. Unter nonverbaler Kommunikation versteht man nichtsprachliche Äußerungsfaktoren; bereits durch Körperhaltung, Blickrichtung, Gang usw. werden dem anderen Nachrichten übermittelt, ohne dass etwas gesagt wird. Dabei bleibt bei nonverbalen Nachrichten sehr oft die Sach-Seite leer, allerdings können die drei anderen Seiten bereits wichtige Informationen enthalten, die entscheidenden Einfluss auf die Gestaltung der Therapie haben können.

Der Eindruck, den die nonverbalen Botschaften hinterlassen, ist in vielen Fällen sehr mächtig und Worte haben es schwer, ihn zu dementieren. Da die Körpersprache auch schwerer bewusst zu beherrschen ist als die verbale, sind nonverbale Botschaften oft echter.

Kommunikation als physiotherapeutisches Mittel bedeutet einerseits, sensibel auf nonverbale Signale des Patienten zu achten, andererseits aber auch, sorgsam und kontrolliert mit eigenen nonverbalen Botschaften umzugehen.

5.3 Die Bedeutung von Kommunikation in der Therapie

Nachrichten enthalten eine Vielfalt von Botschaften, teils explizit, teils implizit. Sie können vom Sender (Therapeut) bewusst gesteuert werden, aber auch unabsichtlich in die Nachricht gekommen sein. Der Empfänger (Patient) entschlüsselt nun die empfangenen Nachricht nach seiner eigenen Logik. Dies fängt bereits damit an, dass er die einzelnen Seiten der Nachricht unterschiedlich sensibel empfangen und interpretieren kann. Diese Interpretation hängt von Erwartungen, Befürchtungen, Vorerfahrungen ab – kurz: von der gesamten Person des Empfängers und ihrer Geschichte. So kann es ge-schehen, dass eine Botschaft überhaupt nicht ankommt oder dass der Empfänger mehr hineininterpretiert als der Sender hineinstecken wollte (Schulz von Thun 2001).

Empfänger mit einer ausgeprägten Sensibilität für die Sachseite einer Nachricht suchen stets die sachliche Auseinandersetzung. Das kann dann verhängnisvoll werden, wenn das eigentliche Problem eben gerade nicht in einer sachlichen Differenz besteht, sondern auf der zwischenmenschlichen Ebene liegt. Empfänger, die besonders auf der Beziehungsseite sensibel hören, beziehen alles auf sich, nehmen alles persönlich, fühlen sich leicht angegriffen und sind schnell beleidigt (Schulz von Thun 2001).

> **ⓘ Tipp**
>
> In der therapeutischen Interaktion ist es in vielen Fällen wichtig, die Aufmerksamkeit **weniger auf die Beziehungsseite**, sondern **mehr auf die Selbstoffenbarungsseite einer Nachricht** zu richten.

Das sollte aber nicht diagnostizierend und entlarvend sein, sondern in dem Bemühen, sich in den Patienten einzufühlen und an seine Wirklichkeit anknüpfen zu wollen.

Für die Umsetzung salutogener Therapie ist es wichtig, zum einen die Mechanismen der Kommunikation und deren Möglichkeiten, aber auch deren Fallen zu kennen. Therapeuten sollten Methoden beherrschen, mit deren Hilfe Kommunikation störungsfrei ablaufen und das Erleben des Patienten erkannt werden kann. Erst wenn der Therapeut seine Sprache, sein Handeln und Denken an den Patienten anpasst, wird der Patient sich öffnen und sein Erleben mitteilen. Dabei kann der Therapeut nicht vom Patienten erwarten, dass dieser sich der Sicht des Therapeuten anpasst, sondern der Therapeut muss den Patienten in seiner Wirklichkeit abholen.

Der Therapeut muss dafür nicht diverse Gesprächstechniken beherrschen. Wichtiger ist, dass er zuhören kann und sich auf die Wirklichkeitskonstruktion des Patienten einlässt.

> **❗ Beachte**
>
> Der Therapeut **muss** sich auf den Patienten einstellen.

> **❗ Beachte**
>
> Ziel der therapeutischen Kommunikation ist es, etwas über das Erleben des Patienten zu erfahren.

> 🛑 **Beachte**
>
> Zuhören ist **wichtiger** als Reden.

Für die therapeutische Kommunikation muss unbedingt eine Zuhöratmosphäre (Eberspächer 1998) geschaffen werden, also eine Atmosphäre, in der der Patient von sich aus zu erzählen beginnt. In vielen Fällen ist gerade die Behandlungsatmosphäre an sich eine ideale Zuhöratmosphäre.

> ℹ️ **Tipp**
>
> Ob die Atmosphäre angemessen ist oder nicht, merkt der Therapeut daran, dass der erzählende Patient sich öffnet und mehr von sich preisgibt, als eigentlich gefragt war.

5.4 Eckpfeiler in der therapeutischen Kommunikation

Grundsätzlich soll der Patient Vertrauen gewinnen, damit er sich öffnen kann. Dies kann der Therapeut durch folgende Verhaltenseigenschaften, die Eckpfeiler der klientenzentrierten Therapie nach Rogers (1973), begünstigen:

- Echtheit,
- Wertschätzung,
- Empathie.

Bachmaier et al. (1999) beschreiben diese grundlegenden Verhaltensweisen des Therapeuten in der therapeutischen Kommunikation, die zur klientzentrierten Therapie beitragen.

Echtheit

Ein Therapeut verhält sich nicht echt, wenn seine Gefühle und seine Äußerungen nicht übereinstimmen. Bei echtem Gesprächsverhalten dürfen sich der nonverbaler Ausdruck und die verbalen Äußerungen nicht widersprechen, Schulz von Thun (2001) spricht hier von inkon-

gruenten Botschaften. Rücksichtnahme und Achtung sind dabei hilfreich und sollten vom Therapeuten dem Patienten vorbildlich entgegengebracht werden.

In schwierigen Therapiesituationen kann der Therapeut seine Gefühle offen aussprechen, um die Beziehung zwischen sich und dem Patienten zu klären. Spontan geäußerte, wechselnde Gefühle können allerdings einen Patienten verwirren und ihn dazu verleiten nur das zu sagen, was der Therapeut an ihm gut findet (Bachmaier et al. 1999).

> 🛑 **Beachte**
>
> Nur **wenn der Therapeut Echtheit signalisiert**, wird auch der Patient echt sein, sich öffnen und von seinem Erleben berichten.

Aus salutogener Perspektive ist es hilfreicher, einen Patienten an einen Kollegen weiterzugeben, wenn man ihm nicht voraussetzungslos »echt« entgegentreten kann, sondern nur versucht, dies zu spielen.

Wertschätzung

Wertschätzung meint Akzeptanz und Achtung des Patienten. Hier ist der Therapeut in erster Linie gefordert, Aussagen des Patienten nicht sofort negativ zu bewerten und mit dem Patienten zu debattieren.

Dem Patienten fällt es leichter, sich zu öffnen und Abwehrhaltungen abzubauen, wenn der Therapeut Wertschätzung vermittelt.

> 🛑 **Beachte**
>
> Das Gefühl **akzeptiert zu werden** und **vertrauen zu können**, nehmen dem Patienten Angst- und Spannungsgefühle (Bachmaier et al. 1999).

Der Therapeut – als außenstehender Experte – kann auch viel leichter Aussagen akzeptieren und achten als Angehörige, die den Alltag mit all seinen Problemen mit dem Patienten verbringen und von diesen Problemen betroffen sind.

Empathie

 Beachte

> Der Therapeut soll die Welt aus den Augen des Patienten nachempfinden.

Da die Gefühle des Patienten u. U. irrational und widersprüchlich sind, hat der Patient vielleicht Angst vor seinen Gefühlen und versucht, sie zu verdrängen. Der Therapeut sollte dem Patienten helfen, über seine Gefühle zu sprechen und sie nachzuempfinden. Er achtet auf die verbalen und nonverbalen Signale des Patienten und versucht, dessen Erleben und Fühlen zu verstehen.

 Tipp

> Der Patient wird erst in einer **stimmigen Atmosphäre** über seine Gefühle sprechen wollen.

Der Therapeut ist dabei **kein** kühler überlegener Experte, sondern ein persönlicher Assistent mit spezifischem Fachwissen, dem der Patient ohne Angst vor Konsequenzen von seinem Erleben berichten kann. Der Patient bemerkt unter Umständen, dass er trotz widersprüchlicher Gefühle ernst genommen wird. Er kann über seine Gefühle nachdenken und sprechen (Bachmaier et al. 1999).

5.5   Kommunikation macht Therapie verstehbar

Diese Eckpfeiler der Kommunikation in der Therapie **verwandeln Therapeutenzentrierung in Klientenzentrierung**, eine wichtige Voraussetzung, damit Therapieinhalte für den Patienten verstehbar sind. Das therapeutische Selbstverständnis als gleichberechtigter Partner des

Patienten muss auch in einer möglichst einfachen, unkomplizierten, transparenten und verbindlichen sprachlichen Beziehungsgestaltung deutlich werden (Schiepek 1999). Gerade der **Therapeut** ist für viele Patienten ein **Ansprechpartner**, der:

- Zeit hat,
- zuhört,
- Alltagsprobleme versteht,
- fachlich kompetenten Rat geben kann.

Der Patient traut sich, ihn anzusprechen, und oft erfährt nur der Therapeut von Sorgen oder falsch interpretierten Nachrichten.

 Beachte

> Nur über Kommunikation kann man am Erleben des Patienten teilhaben.

Das ist eine wesentliche Bedingung, um Therapie individuell verstehbar zu gestalten. Wie in Teil A ausführlich dargestellt, bedarf es in der Therapie jedoch nicht nur der Vermittlung von verstehbaren Therapieinhalten und -maßnahmen. Die vermittelten Inhalte müssen genauso mit den Möglichkeiten des Patienten durchführbar sein. Einwirkungen, die der Patient versteht, mit denen er aber nicht umgehen kann, werden keine Eigenleistung des Patienten bewirken können.

 Beachte

> **Handhabbarkeit** ist neben der **Verstehbarkeit** eine wichtige Anforderung an moderne und innovative Therapieverfahren.

Ziele der Therapie
mit dem Patienten erarbeiten

Damit therapeutische Inhalt für den Patient verstehbar und handhabbar sind, müssen sie sich an den individuellen Zielen des Patienten orientieren.

Therapie kann keine Heilung erzwingen, denn Therapie betrifft autonome Menschen. Patienten lassen sich nicht nach den Vorstellungen des Therapeuten oder Arztes regulieren, sondern Patienten verändern sich immer nur aufgrund ihrer individuellen systeminternen Logik. Nur geeignete Rahmenbedingungen können den Patient zu einer autonomen und konstruktiven Veränderung veranlassen (s. Teil A, Kap. 2.1).

Geeignete Rahmenbedingungen, verstanden als Veränderungen der Umwelt, die zur konstruktiven Zustandsänderung beitragen, setzen eine intensive und konkrete Auseinandersetzung mit den Zielen des Patienten voraus. Nach Ludewig (1997) kann der Patient auch als ein Hilfesuchender aufgefasst werden. Der Begriff des Hilfesuchenden impliziert einen unerwünschten Ausgangszustand und impliziert ein gewünschtes Ziel, das mit einem Helfer erreicht werden soll. Dieses Ziel ist selten explizit, sondern impliziter Teil des Erlebens und der Wirklichkeit des Patienten. **Zentrale Aufgabe des Therapeuten** ist es, durch Kommunikation den Patienten anzuregen, sein Ziel offen zu legen und einen Therapieauftrag zu formulieren.

Die Formulierung eines Therapieauftrags ist nicht – wie es in Praxis oft falsch verstanden wird – Ausgangsbedingung. Vielmehr ist die Formulierung, aber auch Umformulierung des Therapieauftrags, ein wichtiger Bestandteil der Therapie und muss unter Umständen bei jeder Behandlung neu besprochen und ausgehandelt werden.

> ❗ **Beachte**
>
> Der **Therapieauftrag** ist die Zielformulierung des Patienten, die im Laufe der Therapie entwickelt werden muss.

6.1 Warum ist ein Therapieauftrag so wichtig für salutogene Therapie?

Dazu soll an dieser Stelle etwas allgemeiner auf die Funktion und den Umgang mit Zielen eingegangen werden. Jedes menschliche Handeln ist auf Ziele gerichtet. Man handelt im Leben immer orientiert auf einen Endzustand, auf ein Ziel, auch wenn dies einmal mehr, einmal weniger bewusst geschieht (Eberspächer 1998). Wie soll man über Maßnahmen nachdenken oder sich entscheiden, wenn nicht aufgrund von Zielen? Ziele sind gewissermaßen »die Leuchtfeuer für das Handeln« (Dörner 1989, S 74); sie geben ihm Richtung.

> ❗ **Beachte**
>
> In der Therapie ist die Formulierung **und** die Umformulierung von Zielen eine zentrale und wichtige Aufgabe.

Ziele können zum einen dem Patienten Orientierung geben und ihn motivieren und ihn zum anderen psychisch fordern und extrem beanspruchen. Man sollte deshalb mit Zielen umgehen können, ihre Qualitäten angemessen einschätzen, die wichtigen von den unwichtigen trennen, die realistischen von den unrealistischen, die verbindlichen von den unverbindlichen. Eine der wichtigsten Unterscheidungen ist nach Eberspächer (1998) die **Differenzierung zwischen Wunschziel und Willensziel.**

6.2 Zielsetzung

Wunsch- und Willensziel

Wunsch- und Willensziel haben gemeinsam, dass sie einen Endzustand definieren und anstreben, den man vom Ausgangszustand erreichen will. Der wesentliche Unterschied zwischen beiden ist die Instanz, von der es abhängt, ob das Ziel erreicht wird. Ein

Wunschziel hängt immer vom äußeren Einfluss ab, man selbst erbringt keine eigene Leistung, um das Ziel zu erreichen. Dagegen sind Willensziele erstrebte Zustände, aber man will sie aktiv, per Eigenleistung, erreichen und ist bereit, eine Eigenleistung auch zu erbringen (Eberspächer 1998). Anhand dieser Unterscheidung lässt sich auch feststellen, ob das Ziel eines Patient Willens- oder nur Wunschzielqualität besitzt. Der Therapeut muss erkennen, was der Patient bei der nächsten Gelegenheit bereit ist, tatsächlich zu tun, um seinem Endzustand ein Stück näher zu kommen.

ⓘ Tipp

> Wenn ein Ziel zu weit entfernt liegt, ist es sinnvoll, **Zwischenziele** einzubauen.

❯ Beispiel

> Das Ziel ist, den Alltag wieder bewältigen zu können (hier: das selbständige Treppensteigen). In angemessenen Zwischenzielen werden die Aktivitäten aufgeteilt:
> – Treppen steigen mit personaler Hilfe (Therapeut),
> – Treppen steigen mit apersonaler Hilfe (Geländer),
> – selbständiges Treppen steigen,
> – alltagsnahes selbständiges Treppen steigen (Modifikation von Treppenbeschaffenheit, Umweltbedingungen usw.).

❗ Beachte

> Über **kurzfristige** und **mittelfristige Ziele** kommt man seinem Endziel Schritt für Schritt näher.

Die Zwischenziele sollten in ihrer Verbindlichkeit das gleiche Niveau haben wie das Endziel und einem ständigen Analyseprozess unterzogen werden, um Ursachen und Bedingungen für ihr Erreichen oder Nichterreichen zu überprüfen und festzuhalten (Eberspächer 2001).

Positive und negative Ziele

In der Regel muss man sich Ziele gar nicht aneignen, Ziele hat man, denn sonst würde man sich mit einer Angelegenheit ja gar nicht befassen (Dörner 1989). Irgendetwas strebt man mit der jeweiligen Tätigkeit an oder irgendetwas will man vermeiden, verhindern. Irgendetwas soll in einen »Sollzustand« (positives Ziel) gebracht werden, oder man will verhindern, dass etwas seinen Sollzustand verlässt (negatives Ziel).

Um effektiv an seinen Zielen arbeiten zu können, ist es wichtig, seine Ziele zu überdenken. Hierbei ist die Unterscheidung von positiven und negativen Zielen wichtig. In dem einen Fall, nämlich beim positiven Ziel, will man etwas Bestimmtes erreichen. In dem anderen Fall will man, dass etwas nicht mehr der Fall ist.

Das negative Ziel ist zunächst weniger exakt festgelegt als das positive Ziel.

❯ Beispiel

> Das Ziel, sich nicht mehr ungesund zu ernähren, legt nicht fest, was man denn essen soll, um sich gesund zu ernähren.

Negative Ziele oder Vermeidungsziele sind daher in vielen Fällen recht allgemein definiert: irgendwie soll es anders werden; auf alle Fälle ist der jetzige Zustand unerträglich (Dörner 1989).

❗ Beachte

> In der **salutogenen Therapie** wird ein Vermeidungsziel (negatives Ziel) in ein positives Ziel umformuliert.

Etwas nicht haben zu wollen, einen vorhandenen Zustand in »irgendetwas« umwandeln zu wollen ist zu unspezifisch und für weiteres Planen und Handeln unzureichend. Wichtig ist, dass der Therapieauftrag Anstrebungs-

ziele beinhaltet, die folgendermaßen gekennzeichnet sind:

- Die Ziele sind **positiv** (salutogen), aber realistisch gesetzt.
- Die Ziele sind **spezifisch**, klar und einfach formuliert.
- Die Ziele werden **explizit** zwischen Therapeut und Patient besprochen (Dörner 1989).

Realistische Therapieziele vereinbaren

Neben der positiven Zielsetzung ist für einen Therapieerfolg wichtig, dass realistische Ziele vereinbart werden. Dabei ist zu beachten, dass es für den Patienten nicht unmöglich, aber auch nicht zu einfach sein soll, die Ziele zu realisieren.

Tipp

Richtig **motivierend** sind Ziele, die sich der Patient gerade noch zutraut, für die er sich aber anstrengen muss.

Dieses Prinzip kann bereits bei kleinen Zwischenzielen verfolgt werden, z.B. beim Treppengehen. Eventuell sind ein paar Stufen am Anfang ausreichend, aber der Patient sollte dann stets selbst entscheiden, wie viele Treppenstufen er steigen möchte. Nach jeder Zielsetzung und Zielerreichung/Zielverfehlung ist eine objektive Analyse notwendig, bei der der Erfolg immer in der Fähigkeit des Patienten zu suchen ist, denn dies ist Grundlage für Selbstvertrauen. Wenn das selbst gesteckte Teilziel nicht erreicht wurde, ist u.U. eine Zielkorrektur vorzunehmen bzw. auf bestehende Defizite (physiologisch oder technisch) zu verweisen, an denen man in den folgenden Therapieeinheiten trainieren kann. Erst realistische Therapieziele ermöglichen es dem Patienten, den Therapieerfolg internal auf eigene Anstrengung und Fähigkeit zurückzuführen.

Beachte

Realistische Therapieziele sind eine wesentliche Grundlage für eigeninitiative Gesundheitsarbeit in Lebensraum und Lebenszeit.

Explizite Therapieziele formulieren

Neben der positiven und realistischen Zielsetzung ist die explizite Auftragsformulierung für den Therapieverlauf bedeutend. Implizite Ziele, d.h. Ziele, die nicht besprochen, sondern insgeheim vom Patienten aufgestellt wurden, sind **nicht** verbindlich. Deren Erreichung ist genauso folgenlos wie deren Nichterreichung oder kurzfristige Modifikation.

Für den praktischen Alltag bedeutet dies, dass stets zwischen Therapeut und Patient ein gemeinsames Therapieziel zu formulieren ist (Therapieauftrag).

Tipp

Der Therapeut sollte mit dem Patienten eine Übereinkunft treffen, **woran** der Therapieerfolg abgelesen werden kann.

Die Übereinkunft, wann das Ziel des Patienten in dieser Therapie erreicht ist, muss vom Therapieauftrag eingeschlossen und festgelegt werden.

Beachte

Jede Therapie, in der kein überprüfbares Merkmal für ihre Beendigung festgelegt wird, läuft **Gefahr**, zur **unendlichen Therapie** zu werden (Simon 1995).

Eine Formulierung des Therapieziels durch den Patienten in Form eines Therapieauftrags verhindert bloßen Aktionismus in der Therapie. Zu oft erlebt man in der Physiotherapie, dass der Therapeut mit einer ungeheuren Vielfalt an Übungen und Therapieformen den Patienten unterhält bis überfordert. Erfährt jedoch der Physiotherapeut durch **patientenorientierte** gleichberechtigte Kommunikation das Erleben und damit die Therapieziele des Patienten, lässt sich auch der Therapieinhalt an die Bedürfnisse und das Erleben des Patienten anpassen. Der Patient versteht, was gemacht wird und kann damit umgehen. Er wird nicht von einer »Therapieshow« mit exotischen Übungen »erschlagen«, sondern kann etwas aus der Therapie mit nach Hause nehmen, eigeninitiativ anwenden und so an seinem Ziel arbeiten.

Manchen Therapeuten fällt es zunächst schwer, dem Patienten zuzutrauen, ein Therapieziel zu formulieren. Noch viel schwerer fällt es sicher, dem Patienten auch zu überlassen, welche Therapieform für seine Bedürfnisse am angemessensten ist. Aber wer soll es denn wissen, wenn nicht der Patient selbst? Therapeuten, die unter Annahme bestimmter Therapieprogramme schon vorher wissen, was

für andere Menschen gut und richtig ist, verhindern eine Umsetzung der salutogenen Idee (Brucks 1998).

> ❗ **Beachte**
>
> Der **Patient** soll bei der Therapie als der Experte für Inhalte und Ziele der Therapie gesehen werden.
> Der **Therapeut** sollte sich als Experten für Prozesse und Rahmenbedingungen auffassen. Er kennt verschiedene Möglichkeiten, ein Therapieziel zu erreichen.

Erst wenn der Patient sich in einer aktiven Rolle am Krankheitsprozess beteiligt, wenn er Möglichkeiten kennt und merkt, dass er selbst mit eigenen Mitteln an seiner Lage arbeiten kann, wird er sich auch ohne therapeutische Supervision engagieren (Handhabbarkeit).

Lebensraum und Lebenszeit des Patienten berücksichtigen

Ein großes Problem der therapeutischen Praxis ist der Übergang des Patienten von der Rehabilitationseinrichtung nach Hause: Hier ist der Patient gefordert, in seinem Alltag mit den Anforderungen, die auf ihn zukommen, gesundheitsfördernd aktiv zu werden.

Zu Hause fehlen Kontroll- und Sicherheitsinstanzen, die die Rehabilitationseinrichtung bietet. Der Patient ist jetzt auf sich alleine gestellt und muss selbst entscheiden, was im Sinne seiner Gesundheit zu unternehmen ist. Damit diese Herausforderung auch eine Herausforderung ist und nicht zu einer Bedrohung wird, müssen in der Rehabilitation gewisse Voraussetzungen geschaffen werden. Wodurch unterscheiden sich nun Patienten, die jegliche therapeutische Anregung zu Hause vergessen, von denen, die beständig persönliche gesundheitsfördernde Maßnahmen in ihren Alltag integrieren?

Diejenigen, die gesundheitsfördernde Maßnahmen in ihren Alltag integrieren, sind in der Lage, **eigeninitiativ** ihr Umfeld zu optimieren. Diese Kompetenz muss ein wichtiges Ziel von Rehabilitation sein.

> **Exkurs**
>
> Systemtheoretisch betrachtet hat die Umwelt, mit der ein System interagiert, eine eigene Struktur, d.h. sie funktioniert aufgrund bestimmter Gesetze. Notwendigerweise müssen System und Umwelt strukturell übereinstimmen, sonst kann ein Lebewesen in seiner Umwelt nicht überleben (Maturana u. Varela 1987). Für diese Übereinstimmung muss sich in der Regel das System an die Umwelt anpassen. Darin liegt die Schwierigkeit beim Übergang von einer therapeutischen Einrichtung in den Alltag. Natürlich fällt es leichter, in der optimalen Umgebung für Gesundheitsförderung, nämlich in der Rehabilitationseinrichtung gesundheitsfördernde Eigenleistung zu entwickeln.

7.1 Vorbereitung des Patienten auf den Alltag

Im Alltag ist es oft notwendig, dass der Patient sich **seine Umwelt umstrukturiert**, um überhaupt weiterhin eigeninitiativ an seiner Gesundheit arbeiten zu können.

Er muss sich z.B. informieren, wo Hallenbäder mit Warmbadetag in seiner Umgebung zu finden sind oder auch nur sein Wohn- oder Schlafzimmer so umstellen, dass er auf dem Teppich Stabilitätsübungen durchführen kann. Doch auch hier kann therapeutisches Handeln frühestmöglich unterstützen.

Zentral und notwendig ist dabei zunächst einmal die Kenntnis des Umfelds, in dem der Patient agiert. In verschiedenen Umgebungen werden sich Personen auch unterschiedlich verhalten.

> ❗ **Beachte**
>
> Das **individuelle Umfeld** zu berücksichtigen bedeutet, eine Unabhängigkeit vom therapeutischen Umfeld anzustreben.

Salutogene Therapie versucht möglichst früh, die Umweltanforderungen des einzelnen Patienten in der Therapie zu berücksichtigen und zu trainieren.

Wichtig ist natürlich dabei, dass der Patient nicht nur weiß, wie er die Anforderungen seines Alltags bewältigen kann, er muss sich auch kompetent einschätzen, ob er es ohne Hilfe oder Unterstützung eines Therapeuten zu meistern. Hier ist von dem **Begriff der Selbstwirksamkeitsüberzeugung**, das auf Bandura (1977) zurückgeht, die Rede.

> **Exkurs**
>
> Bandura bezeichnet Kognitionen, die sich auf die Einschätzung der eigenen Handlungsmöglichkeiten beziehen, als Selbstwirksamkeitsüberzeugungen (»self-efficacy beliefs«). Es geht also um die subjektive Einschätzung eigener Verhaltens- und Handlungskompetenzen. Der Begriff der Selbstwirksamkeit:

»…bezeichnet die Überzeugung einer Person, in der Lage zu sein, ein bestimmtes Verhalten mit Hilfe eigener Ressourcen organisieren und ausführen zu können« (Fuchs u. Schwarzer 1994, S 141).

7.2 Selbstwirksamkeitsüberzeugung

Selbstwirksamkeitsüberzeugungen entwickeln sich in erster Linie situationsspezifisch aufgrund eigener Erfahrungen mit den betreffenden Handlungen. Für das therapeutische Handeln bedeutet dies, dem Patienten spezifisch für seine Anforderungssituation im Alltag Eigenerfahrungen zu vermitteln, die seine Kompetenz bei der Bewältigung dieser Anforderungen unterstützen.

Ziel eines therapeutischen Trainings der Selbstwirksamkeitsüberzeugung in der Rehabilitation ist es deshalb, dem Patienten die Überzeugung zu vermitteln, den Alltag bzw. den Einstieg in das Berufsleben mit den erlernten Inhalten und Strategien meistern zu können. Zentral ist dabei also nicht nur die alleinige Vermittlung von Wissen, wie die verschiedenen individuell relevanten Anforderungen des Alltags erfolgreich bewältigt werden können, sondern genauso die Überzeugung, dass der Patient sich auch in der Bewährsituation kompetent sieht, dieses Verhalten zu realisieren. Erst so können die Ziele der Rehabilitation, besonders der eigeninitiative gesundheitsfördernde Umgang in Lebenszeit und Lebensraum, erreicht werden.

❗ **Beachte**

Therapie wird vom Patienten in dem Moment als handhabbar erfahren, wenn er:
- erlebt, dass er unabhängig vom Therapeuten und von der Therapieeinrichtung eigene Gesundheitsressourcen einsetzen kann,
- von seiner Kompetenz überzeugt ist.

Sind Verstehbarkeit und Handhabbarkeit vermittelt worden, versteht der Patient die Situation, und er beteiligt sich aktiv am Genesungsprozess. Er wird vom behandelten Objekt zum handelnden Subjekt. Damit sind die Voraussetzungen geschaffen, dass sich in seiner Wirklichkeit Sinn und damit Bedeutsamkeit einstellt. Dieser Sinn ist wichtig, um sich in Lebensraum und Lebenszeit gesundheitsförderlich zu engagieren und Verstehbarkeit und Handhabbarkeit aufrechtzuerhalten.

❗ **Beachte**

Die Umsetzung salutogener Therapieprinzipien ist Voraussetzung, damit therapeutische Intervention in der Rehabilitation:
- die individuellen Ziele des Patienten verfolgt und erreicht und
- zur gesundheitsfördernden Eigenleistung in Lebensraum und Lebenszeit beiträgt.

Teil B im Überblick

Handlungsrichtlinien sollen die Umsetzung salutogener Therapie in der Praxis ermöglichen. Im Einzelnen gibt es folgende Aspekte zu berücksichtigen:
- Das Erleben des Patienten steht bei salutogener Therapie im Mittelpunkt. Der Therapeut muss die Wirklichkeit des Patienten akzeptieren und versuchen, daran anzuknüpfen.
- Kommunikation stellt den Schlüssel zum Erleben des Patienten dar.
- Die Ziele des Patienten sind bei salutogener Therapie richtungsweisend. Der Patient soll realistische Ziele benennen (Therapieauftrag), die für den Therapeuten und für den Patienten verbindlich sind und an denen sich der Therapieerfolg ablesen lässt.
- Schließlich muss bei salutogener Therapie die individuelle Umwelt berücksichtigt werden. Der Patient soll in die Lage gebracht werden, unabhängig von der

▼

therapeutischen Einrichtung oder dem Therapeuten selbst eigeninitiativ in Lebensraum und Lebenszeit an seiner Gesundheit zu arbeiten.

Diese Handlungsrichtlinien können dazu beitragen, dass therapeutisches Arbeiten für den einzelnen Patienten verstehbar, handbar und damit bedeutsam aufgefasst wird.

Literatur: Kap. 4–7

Bachmaier S, Faber J, Hennig C, Kolb R, Willig W (1999) Beraten will gelernt sein. Beltz, Weinheim

Bandura A (1977) Self-efficacy: Toward a unifying theory of behavioral change. Psychological Review 84:191–215

Beavin J, Jackson DD, Watzlawick P (1967) Menschliche Kommunikation. Huber, Bern

Brucks U (1998) Salutogenese – der nächstmögliche Schritt in der Entwicklung medizinischen Denkens? In: Schüffel W, Brucks U, Johnen R, Köllner V, Lamprecht F, Schnyder U (Hrsg). Handbuch der Salutogenese (S 23–36). Ullstein Medical, Wiesbaden

Brucks U, Wahl W-B, Schüffel W (1998) Die Bedingungen für Veränderungen erkennen: Salutogenese in der Praxis. In: Schüffel W, Brucks U, Johnen R, Köllner V, Lamprecht F, Schnyder U (Hrsg.). Handbuch der Salutogenese (37–47). Ullstein Medical, Wiesbaden

Dörner D (1989) Die Logik des Misslingens. Hamburg, Rowohlt

Eberspächer H (1998) Ressource Ich. Hanser, München

Eberspächer H (2001) Mentales Training. Ein Handbuch für Trainer und Sportler. Copress, München

Foerster H von (1993) KybernEthik. Merve, Berlin

Foerster H von, Pörksen B (1998) Wahrheit ist die Erfindung eines Lügners. Gespräche für Skeptiker. Auer, Heidelberg

Fuchs R, Schwarzer R (1994). Selbstwirksamkeit zur sportlichen Aktivität: Reliabilität und Validität eines neuen Messinstruments. Zeitschrift für Differentielle und Diagnostische Psychologie 15:141–154

Görlich P, Mayer J (2001) Moderne gesundheitswissenschaftliche Erkenntnisse als Grundlage für die therapeutische Praxis – Handlungsempfehlungen für salutogene Therapie. Krankengymnastik 53 (2):264–269

Heisenberg W (1959) Physik und Philosophie. Hirzel, Stuttgart

Ludewig K (1997) Systemische Therapie. Klett-Cotta, Stuttgart

Maturana HR, Varela FJ (1987) Der Baum der Erkenntnis. Scherz, München

Mayer J (2001) Mentales Training – ein salutogenes Therapieverfahren zur Bewegungsoptimierung. Dr. Kovac, Hamburg

Rogers CR (1973) Die klientbezogene Gesprächstherapie. Kindler, München

Schlippe A von, Schweitzer J (1999) Lehrbuch der systemischen Therapie und Beratung. Vandenhoeck & Ruprecht, Göttingen

Schiepek, G. (1999). Die Grundlagen der Systemischen Therapie. Vandenhoeck & Ruprecht, Göttingen

Schulz von Thun F (2001) Miteinander Reden. Störungen und Klärungen. Rowohlt, Reinbek

Simon FB (1995) Die andere Seite der Gesundheit. Auer, Heidelberg

Mentales Training

Nachdem in den beiden vorangegangenen Teilen die Anforderungen an ein modernes Therapieverfahren und ihre Bedeutung für die therapeutische Praxis diskutiert und schließlich konkrete Handlungsrichtlinien für die Umsetzung salutogener Therapieprinzipien angeführt wurden, steht im Folgenden das Mentale Training im Mittelpunkt.

Zunächst soll ein Exkurs in die Motorikforschung für ein erweitertes Verständnis der Mechanismen und Phänomenbereiche, die zu einer Bewegungsrealisierung beitragen, sensibilisieren.

Das Mentale Training, wie es im Hochleistungssport angewandt wird, ist der Ausgangspunkt für das Mentale Gehtraining. Mentales Training hat sich bereits vor Jahren erfolgreich im Hochleistungssport zum Bewegungslernen und zur Bewegungsoptimierung etabliert.

Besonders seine Erfolge in der Anwendung als lern- und leistungssteigerndes Verfahren im Umgang mit Bewegung eröffnet weitreichende Möglichkeiten für dessen Anwendung in anderen Bereichen, in denen Bewegungsoptimierung gefordert ist, z.B. in der Rehabilitation.

In der Rehabilitation verletzter Spitzensportler (Hermann u. Eberspächer 1994) und in der Rehabilitation neurologischer Patienten (Miltner et al. 2000) zeigte sich, dass sich Mentales Training als Therapieverfahren zur Bewegungsoptimierung hervorragend in herkömmliche Rehabilitationsverfahren integrieren lässt.

Erst die prinzipielle Eignung des Mentalen Trainings als salutogenes Therapieverfahren klärt, ob und wie sich die Weiterentwicklung des Mentalen Trainings in der Rehabilitation zum eigenständigen Therapieverfahren »Mentales Gehtraining« anbietet.

Erklärungsansätze zur Bewegungsregulation

Für die Bewegung des Menschen sind motorische Prozesse bedingende Voraussetzung.

> ❗ **Beachte**
>
> Unter **motorischen Prozessen** oder **Motorik** sind alle internen, neurophysiologischen und psychologischen Steuerungs- und Funktionsprozesse zu verstehen, die am Zustandekommen der äußerlichen, objektiven und biomechanisch registrierten Bewegung beteiligt sind (Daugs u. Blischke 1996).

Bewegung ist also **nicht** von kognitiven Prozessen zu trennen. Kognitionen sind an allem, was ein menschliches Wesen tun kann, beteiligt. Diese Auffassung von Bewegung und Motorik unterstützen auch neuere Untersuchungen (vgl. z. B. Jeannerod 1994, Zimmermann u. Kaul 1998), die davon ausgehen, dass selbst grundlegendste motorische Prozesse durch Kognitionen beeinflusst werden.

> ❗ **Beachte**
>
> Das Erlernen und Optimieren elementarer Bewegungen, wie sie im therapeutischen Alltag vorherrschen, ist an kognitive Prozesse gekoppelt.

In der Motorikforschung werden folgende zwei etablierte und anerkannte – aber kontrovers diskutierte – Erklärungsansätze zur Bewegungsregulation unterschieden (Meijer u. Roth 1988):
- Motor Approach,
- Action Approach.

8.1   Motor Approach

Der Motor Approach ist ein Erklärungsansatz zur Bewegungsregulation aus der Theorie der Informationsverarbeitung (Miller et al. 1960).

> ❗ **Beachte**
>
> Der Motor Approach sieht den **Menschen als Informationsverarbeitungssystem**.

Zentrale Begriffe des Motor Approach basieren auf einer **Mensch-Computer-Analogie**:
- Informationsaufnahme,
- Informationsaufbereitung,
- Soll-Ist-Wert-Vergleich,
- Programm,
- Ausführung,
- Kontrolle,
- Rückinformation.

Entsprechend geht man davon aus, dass Informationen über die eigene Bewegung aufgenommen, intern verarbeitet und abgebildet, d. h. intern repräsentiert werden.

> ❗ **Beachte**
>
> Die **Ausführung einer Bewegung** wird als Resultat von Prozessen aufgefasst, die aus einer internen Bewegungsrepräsentation hervorgehen.

Auch wenn mehrfach Plausibilitätsargumente für einen Informationsverarbeitungsansatz angeführt werden, steht der Informationsverarbeitungsansatz besonders wegen seiner Mensch-Computer-Analogie in der Kritik. Die wesentlichen **Kritikpunkte des Informationsverarbeitungsansatzes** sind nach Daugs (1994):
- der **Zeitverbrauch** der Informationsverarbeitung,
- die **begrenzte Kapazität** der Informationsverarbeitung und vor allem
- das **reduktionistischen Menschenbild** einer Mensch-Computer-Analogie.

8.2   Action Approach

Der Action Approach ist ein Ansatz des **ökologischen Realismus** zur Erklärung der Bewegungsregulation.

❗ Beachte

Nach dem ökologischen Realismus wird der Mensch in seiner Umwelt **als funktionale Einheit** aufgefasst.

Information entsteht nach dem ökologischen Realismus in der Person-Umwelt-Interaktion, Repräsentations- und Gedächtnisprozesse werden bestritten (Daugs 1994). Aufgrund dieses Informationsverständnisses werden Bewegungen des Menschen auch nicht intern repräsentiert, sondern ergeben sich in Folge einer individuellen aufgabenbezogenen Person-Umwelt-Interaktion.

8.3 Die Kontroverse

Der Action Approach gilt für das Verständnis von Bewegung dem Motor Approach unterlegen, besonders weil folgende wichtige Phänomene der Motorikforschung nur unzureichend zu erklären sind (Munzert 1992):

- **Phänomen der Motorischen Variabilität**: »gleiche« Bewegungen weisen Variabilitäten auf.
- **Phänomen der Motorischen Äquivalenz**: »gleiche« Bewegungen können durch unterschiedliche Muskeln realisiert werden.
- **Phänomen der Motorischen Flexibilität**: Bewegungen können schnell an sich verändernde Situationen angepasst werden.

❗ Beachte

Dem Action Approach wird ein wichtiges Ergänzungspotenzial zum Motor Approach zugeschrieben.

Es bleibt festzuhalten, dass auch aktuelle wissenschaftliche Theorien zur Erklärung von Bewegung zwar umstritten sind, der kognitive Anteil am Zustandekommen von Bewegung allerdings in beiden Theorien einen zentralen Stellenwert innehat.

Eine neue Sichtweise

In Anknüpfung an Teil A soll an dieser Stelle eine ganz andere Sichtweise für das Verständnis von Bewegung angeführt werden: ein **systemischer Zugang zur menschlichen Bewegung**.

In Teil A wurde ein systemisches Menschenbild vorgestellt. Der Mensch wird nach der Theorie von Maturana u. Varela (1987) als ein sich selbst organisierendes System aufgefasst. Selbstorganisation ist dabei das entscheidende Charakteristikum für Lebewesen. Die Auffassung, dass lebende Systeme strukturdeterminiert arbeiten, hat bei der Betrachtung des Menschen als ein lebendes, also sich selbstorganisierendes System eine zentrale Bedeutung (s. Teil F, Anhang 1).

❗ Beachte

Strukturdeterminiert heißt, dass sich lebende Systeme nur aufgrund ihrer systeminternen Struktur, vergleichbar einer individuellen Logik, verändern.

Damit sind lebende Systeme von außen, also auch von anderen lebenden Systemen nicht konstruktiv regulierbar. Lebende Systeme können nur durch geeignete Veränderung der Rahmenbedingungen veranlasst werden, sich selbst zu verändern. Diese Veränderung wird jedoch stets entsprechend der individuellen Logik vollzogen werden.

Dieses Menschenbild hat – bezogen auf die Entwicklung und den Aufbau therapeutischer Verfahren – in der Bewegungstherapie weitreichende Folgen, denn Bewegung als therapeutisches Mittel und Ziel kann ebenfalls systemisch verstanden werden. Diesen Ansatz verfolgt Balgo (1998), der Bewegung und Wahrnehmung als ein selbst organisiertes System definiert.

8.4 Bewegung systemisch verstehen

Ein systemisches Verständnis von Bewegung geht davon aus, dass der Mensch keine objektive Repräsentation von Wirklichkeit – also auch nicht von Bewegung (vgl. Computer-Mensch-Analogie des Motor Approach) – hat, sondern durch eigene Bewegung und Wahrnehmen eine interne, eigenkonstruierte Repräsentation von Bewegungserfahrung aufbaut. Man könnte also von einer individuellen – und damit natürlich auch individuell unterschiedlichen – internen Bewegung sprechen, die von der eigenen Bewegungs- und Wahrnehmungserfahrung geprägt ist und mit einer objektiven Bewegung nichts zu tun haben muss (s. Teil F, Anhang 2).

Folgendes Beispiel vom blinden Wanderer (Von Glasersfeld, zitiert nach Balgo 1998, S 174ff) veranschaulicht diese Unterscheidung:

> **Exkurs**
>
> Ein blinder Wanderer möchte einen Fluss jenseits eines Waldes erreichen. Auf der Suche nach einem möglichen Weg wird er einige Male den Kopf an den Baumstämmen anstoßen, doch nach einigen Versuchen einen Weg finden, der ihn zum Fluss führt. Wenn der Wanderer nun jeden erfolgreichen Weg in seinem Kopf aufzeichnet, hat er kein Bild des Waldes, aber ein Netz von möglichen Wegen im Kopf. Das gespeicherte Netz aller möglichen Wege hilft dem Wanderer zwar dabei, erfolgreich den Fluss zu erreichen, gibt ihm aber keine Informationen über die Hindernisse. Das Netz passt in den »wirklichen« Wald, doch die Umwelt, die der blinde Wanderer erlebt, enthält weder Wald noch Bäume, wie ein außenstehender Beobachter sie sehen könnte. Sie besteht lediglich aus Schritten, die der Wanderer erfolgreich gemacht hat, und Schritten, die von Hindernissen vereitelt wurden.

Die Geschichte des blinden Wanderers soll verdeutlichen, dass das, was ein außenstehender Beobachter dem Wanderer als »Kenntnis des Waldes« zuschreiben möchte, vom Gesichtspunkt des Wanderers aus nur aus erfahrenen Folgen seiner Bewegung (hier durch den Wald gehen) bestehen kann.

Man könnte demnach für eine systemisch Verständnis von Bewegung folgende unumstrittene Annahme festhalten:

> ❗ **Beachte**
>
> Informationen der Außenwelt werden (wie auch immer) systemintern repräsentiert.

Bezogen auf Menschen wird von mentalen Repräsentationen gesprochen. Im Folgenden werden mentale Bewegungsrepräsentationen als systeminterne Platzhalter, Stellvertreter bzw. Abbildungen von Bewegungsabläufen verstanden.

Praktische Relevanz eines systemischen Verständnisses von Bewegung

Eine für die praktische Umsetzung relevante Entsprechung dieses Ansatzes findet sich in der Theorie der subjektiven Anatomie die von Von Uexküll et al. (1994) entwickelt wurde. Therapeutisches Ziel im Ansatz der subjektiven Anatomie ist es, aus dem Erleben des Körpers ein individuelles Konzept zu entwickeln. Erleben impliziert einen phänomenalen Zugang zum Körper, ein Zugang zum inneren, subjektiven Körpermodell (s. Teil A, Kap. 2.3). Der Bewegungsapparat liefert dem System Information, einen Gefühlskode, der als Zeichen für sich selbst interpretiert werden kann und 1926 von Head Körperschema genannt wurde. Dieses Körperschema – vergleichbar einer mentalen Bewegungsrepräsentation – ist im Allgemeinen unbewusst und beruht neurophysiologisch auf der Tiefensensibilität. Sherrington (1918) hat hierfür den Begriff Proprio-re-ception oder kurz Propriozeption geprägt. Propriozeption ermöglicht, dass »der Körper sich selbst erkennt« (Von Uexküll et al. 1994, S 18).

Eine subjektive Anatomie, vergleichbar mit einer Körper- oder Bewegungsvorstellung, resultiert aus einem bewussten Erleben von Propriozeption.

⊗ **Beachte**

Eine Bewegungsvorstellung ist das aktive Nachvollziehen einer mentalen Bewegungsrepräsentation.

Diese Bewegungsvorstellung, in die alle Sinnesmodalitäten mit einbezogen werden sollen, kann daher nur individuell aufgebaut werden und nur individuell Sinn machen.

⊗ **Beachte**

Der **Aufbau einer Bewegungsvorstellung** ist eine individuelle mentale Leistung, die an Bewegungsvorerfahrung gebunden und nur aufgrund einer mentalen Bewegungsrepräsentation möglich ist.

Die Bewegungsvorstellung ist im Gegensatz zur mentalen Bewegungsrepräsentation sehr wohl bewusstseinsfähig (Immenroth 1999).

Der Neurologe Sacks (1989) berichtet in seinem Buch »Der Tag, an dem mein Bein fortging« aus Sicht des Patienten, welche Bedeutung eine subjektive Anatomie für den Patienten hat. Nach den Erlebnissen Sacks muss der eigene Körper immer wieder durch Propriozeption aufgebaut werden. Von Uexküll et al. bringt die Erkenntnisse Sacks mit den Begriffen der Pathogense und Salutogenese in Zusammenhang und verdeutlicht damit weiterführende Implikationen des Ansatzes einer subjektiven Anatomie dahingehend,

… »*dass unser Körper kein Besitz ist, von dem wir durch »Pathogenese« etwas verlieren und durch Heilung wiedergewinnen können, sondern dass er überhaupt nur existiert, wenn er sich ständig als »Salutogenese«… durch »In-Besitz-Nahme« der Rückmeldungen auf die Impulse unseres Selbst erschaffen kann.*« (Von Uexküll et al. 1994, S 79f).

Die Erkenntnisse der Motorikforschung, die Auffassung von Bewegung und Wahrnehmung als selbstorganisiertes System und die Idee einer subjektiven Anatomie geben den Weg vor, wie bewegungstherapeutische Verfahren einem salutogenen Paradigma gerecht werden könnten.

Im Folgenden wird ein etabliertes und wissenschaftlich fundiertes Verfahren zum Aufbau und zweckmäßigen Einsatz von Bewegungsvorstellungen vorgestellt, das vielversprechend diesen Anforderungen eines salutogenen Paradigmas entgegenkommt: das Mentale Training.

Mentales Training im Hochleistungssport

Kapitel 8 verdeutlichte, wie zentral mentale Prozesse am Zustandekommen, an der Optimierung und Differenzierung von Bewegung beteiligt sind. Demnach ist es sinnvoll, im Training zur Bewegungsoptimierung ebenfalls mentale Prozesse (mentales Training) zu integrieren.

Mentales Training ist aus dem Hochleistungssport bekannt und bedeutet das

… »planmäßig wiederholte, bewusste Sich-Vorstellen einer sportlichen Handlung ohne deren gleichzeitige praktische Ausführung«. (Eberspächer 2001, S 81).

Das heißt, der Sportler trainiert beim Mentalen Training, ohne die Bewegung praktisch auszuführen, er trainiert »im Kopf«.

Mentales Training, wie es seit Jahren erfolgreich im Hochleistungssport angewandt wird (Eberspächer 1993, 2001), ermöglicht es, bei hohen Anforderungen (z.B. unter Stress) mentale Prozesse an der Bewegungsausführung so zu beteiligen, dass sie nicht stören, sondern den Bewegungsablauf unterstützen. Gerade bei höchsten Anforderungen erleben sich Spitzensportler derart beansprucht, dass im Training routinierte Bewegungsabläufe plötzlich nicht wie gewohnt gelingen. Hier spielt der Kopf bzw. spielen mentale Prozesse eine unerwünschte Rolle: der Sportler beschäftigt sich in diesem Moment mit Gedanken, die ihn bei der optimalen Bewegungsausführung stören, z.B. mit den Konsequenzen seines Handelns, Versagensängsten oder Fehlern.

Es hat sich gezeigt, dass im systematischen Training im Hochleistungssport das Mentale neben dem Körperlichen und Materiellen nicht vernachlässigt werden darf. Vielmehr wurde erkannt, dass der Kopf durch den Umgang mit angemessenen Bewegungsvorstellungen positiv die Bewegungsausführung beeinflussen kann.

Das Grundprinzip des Mentalen Trainings nach Eberspächer (2001) ist zunächst die Entwicklung einer angemessenen Bewegungsvorstellung, die das Erlernen und Optimieren einer

Bewegungsausführung unterstützt. Mentales Training trägt somit zur systematischen Entwicklung, d.h. in diesem Zusammenhang der Differenzierung, Optimierung und Stabilisierung einer mentalen Bewegungsrepräsentation bei (Eberspächer u. Immenroth 1998).

> ❗ **Beachte**
>
> Ziel ist es, durch das intensive Vorstellen eines Bewegungsablaufs die Bewegungsausführung positiv zu beeinflussen.

Eine angemessene Bewegungsvorstellung optimiert die mentale Bewegungsrepräsentation, die als Prüf- und Führungsgröße der Bewegungsausführung den zentralen bedingenden Faktor der Bewegungsqualität darstellt. Eine Bewegungsvorstellung ist im Gegensatz zu einer mentalen Bewegungsrepräsentation vollständig bewusstseinsfähig, bei der Anwendung im Mentalen Training sogar bewusstseinspflichtig (Immenroth 1999).

> ℹ️ **Tipp**
>
> Für die **Anwendung des Mentalen Trainings** bedeutet dies:
> 1. Zunächst eine angemessene Bewegungsvorstellung aufbauen.
> 2. Anschließend die Bewegungsvorstellung zur Differenzierung, Optimierung und Stabilisierung der mentalen Bewegungsrepräsentation trainieren.

9.1   Erarbeitung einer Bewegungsvorstellung

Zur Erarbeitung einer Bewegungsvorstellung hat sich im Hochleistungssport ein Stufenmodell nach Eberspächer (2001) als effektiv erwiesen.

1. Stufe: Handlung aufschreiben

Der Sportler ruft sich den zu trainierenden Bewegungsablauf über das Ansprechen möglichst vieler Sinnesmodalitäten ins Gedächtnis, beschreibt ihn nachvollziehbar und schreibt ihn auf. Hierbei ist die für den jeweiligen Sportler individuell optimale und angemessene Beschreibung der Bewegung relevant, denn ein und dieselbe Bewegung wird von verschiedenen Sportlern unter Umständen völlig unterschiedlich erlebt.

❶ **Beachte**

Die Vorstellung der Bewegung muss mit der tatsächlichen Bewegungsausführung abgeglichen werden.

Nur bei diesem Abgleich können sinnvolle Korrekturen vorgenommen werden (beispielsweise durch den Trainer), um so frühzeitig Fehler- und Störquellen aufzudecken und bereits die Bewegungsvorstellung zu modifizieren.

Für die Beschreibung einer Bewegung ist es wichtig, das Erleben der Bewegung nachzuvollziehen. Es geht nicht darum, wie man es aus Lehrbüchern kennt, eine »objektive« Beschreibung des Bewegungsablaufs von außen zu erstellen, sondern die individuelle Innensicht, das individuelle Erleben der Bewegung steht im Vordergrund. Die gesamte Bewegungsbeschreibung ist eine sinnvolle Grundlage des Mentalen Trainings, wenn:

– Wissenslücken geschlossen werden,
– Fehler entfernt werden und
– alle bewusstseinsfähigen Anteile darin enthalten sind (Eberspächer 2001).

2. Stufe: Handlung mental beschreiben

Der in Schriftform vorliegende Bewegungsablauf wird per Selbstgespräch vergegenwärtigt. Der Sportler stellt sich die einzelnen Phasen und Merkmale des zu trainierenden Bewegungsablaufs vor und spricht sie mit sich selbst durch. Anschließend werden aus diesem Bewegungsablauf zentrale Punkte, sog. Knotenpunkte der Bewegung herausgearbeitet.

3. Stufe: Knotenpunkte festlegen

❶ **Beachte**

Knotenpunkte einer Bewegung sind die aktuell entscheidenden Stellen eines Bewegungsablaufs, die unbedingt durchlaufen werden müssen.

Wo die entscheidenden Stellen einer Bewegungsausführung sind, kann nur der Ausführende individuell für sich entscheiden, und die Knotenpunkte können sich auch im Laufe des Trainingsfortschritts verändern.

4. Stufe: Knotenpunkte symbolisch markieren

Abschließend werden die Knotenpunkte der zu trainierenden Bewegung symbolisch markiert, d. h. sie werden in individuelle Kurzformeln umbenannt. Diese Kurzformeln können damit bei der konkreten Bewegungsausführung schnell und problemlos abgerufen werden.

Um die Ausführung weiter zu unterstützen, werden die Kurzformeln noch dem Rhythmus der Bewegung angepasst. Ziel ist es, sich den Ablauf der Bewegung anhand der Knotenpunkte mit gleicher Zeitdauer und gleichem Rhythmus wie in der praktischen Ausführung vorzustellen.

Am Beispiel des Tennisaufschlags soll dieser Vorgang verdeutlicht werden.

❯ **Beispiel**

Ein Tennisspieler hat folgende Knotenpunkte seiner Aufschlagbewegung aus seiner Bewegungsbeschreibung herausgearbeitet:

1. Beinstellung,

2. Bogenspannung – Schlägerrückführung – Ballwurf,
3. Treffen am höchsten Punkt,
4. Durchschwingen.

Die in den Bewegungsrhythmus passenden Kurzformeln wurden von dem Sportler folgendermaßen formuliert:

1. Stand,
2. Rück,
3. Hoch,
4. Vor.

Die Kurzformeln kann der Sportler während der Bewegungsausführung im Rhythmus der Bewegung mitsprechen und bilden damit die Ausgangsbasis für das Mentale Training der Bewegung.

Der Trainierende hat nach dem Durchlaufen dieses Stufenmodells folgende Fähigkeiten erworben:
- Er verfügt über eine angemessene Bewegungsvorstellung der geforderten Bewegung.
- Er kann diese jederzeit abrufen.
- Er kann sie sich sogar während der Bewegungsdurchführung vergegenwärtigen.

Beim Aufbau einer Bewegungsvorstellung ist deren ständiger Abgleich mit der tatsächlichen Bewegungsrealisierung wichtig. Eine Bewegungsvorstellung, die mit der tatsächlich durchzuführenden Bewegung nicht deckungsgleich ist, kann nicht zu einer Bewegungsoptimierung führen.

❶ Beachte

Nur eine angemessene Bewegungsvorstellung führt zur Differenzierung und Stabilisierung der mentalen Bewegungsrepräsentation als Prüf- und Führungsgröße bei der Bewegungsausführung.

Der nächste Schritt im Stufenmodell des Mentalen Trainings ist, die entwickelte Bewegungsvorstellung mental zu trainieren.

9.2 Formen des Mentalen Trainings

Grundsätzlich bieten sich drei verschiedene Formen des Mentalen Trainings an, die im Folgenden in methodischer Reihung vorgestellt werden (Hermann u. Eberspächer 1994; Eberspächer 2001):
- Mental-Sprachliches Training,
- Mentales Training aus der Beobachterperspektive,
- Mentales Training aus der Innenpersepektive.

Mental-Sprachliches Training

Beim Mental-Sprachlichen Training vergegenwärtigt sich der mental Trainierende den entsprechenden Bewegungsablauf per Selbstgespräch.

❶ Beachte

Der Sportler spricht mit sich den Bewegungsablauf durch. Die Bewegung wird dabei nicht praktisch durchgeführt.

Für ein erfolgreiches Mental-Sprachliches Training müssen folgende Regeln beachtet werden:
- Es sollte exakt gleich lange dauern wie die tatsächliche Bewegungsdurchführung.
- Es sollte an den Bewegungsrhythmus angepasst sein.

Zu diesem Zweck empfiehlt es sich, die zum Aufbau der Bewegungsvorstellung entwickelten Kurzformeln der Bewegung im Mental-Sprachlichen Training anzuwenden.

Eine sinnvolle Vorübung für das Mental-Sprachliche Training ist das Mitsprechen der entsprechenden Kurzformeln bei der tatsächlichen Bewegungsausführung. Hier kann der Bewegungsrhythmus aufgenommen und die Kurzformeln weiter optimiert werden

Mentales Training aus der Beobachterperspektive

Beim Mentalen Training aus der Beobachterperspektive betrachtet sich der mental Trainierende vor seinem »geistigen Auge« selbst bei der Durchführung seines Bewegungsablaufes.

❗ **Beachte**

Der Sportler nimmt eine **Außenperspektive** ein und beobachtet sich selbst, wie er die Bewegung ausführt.

Vergleichbar ist diese Form des mentalen Trainings mit dem Betrachten einer Videoaufzeichnung seiner Bewegung, mit dem Unterschied, dass der Film nur in der Vorstellung abläuft und sich die Bewegungsausführung immer am individuellen Optimum orientiert. In der Praxis spricht man hier auch gerne vom **Kopfkino**, einem inneren Film, der im Kopf abläuft.

Mentales Training aus der Innenperspektive

In dieser Form des Mentalen Trainings ruft man sich die Innenperspektive einer Bewegung ins Bewusstsein. Das bedeutet, **man erlebt die Bewegungsausführung und vollzieht sie nach**, indem man möglichst viele Sinnesmodalitäten einbezieht (sehen, hören, fühlen).

❗ **Beachte**

Der Trainierende blickt in der Vorstellung durch seine Augen und nimmt mit allen Sinnen die Durchführung der Bewegung wahr.

Voraussetzung für das Mentale Training aus der Innenperspektive ist, sich intensiv in die inneren Prozesse, die für eine möglichst optimale Ausführung der Bewegung notwendig sind, hineinzuversetzen, um diese Prozesse später in der Vorstellung abrufen zu können.

❗ **Beachte**

Je lebhafter die Vergegenwärtigung gelingt, desto intensiver ist die Wirkung des Mentalen Trainings.

9.3 Voraussetzungen für das Mentale Training

Die Abfolge der mentalen Trainingsformen entspricht einer methodischen Reihung:
- Das **Mental-Sprachliche Training** eignet sich am besten für den Einstieg in das Mentale Training.
- Das **Mentale Training aus der Innenperspektive** sollte als Zieltrainingsform angestrebt werden.

Um effektiv mental zu trainieren, sind folgende Vorbedingungen hilfreich (Eberspächer 2001):
- Zu Beginn des Mentalen Trainings sollte der Trainierende einen **relativen Entspannungszustand** erreicht haben. Nur in einem entspannten Zustand ist der Kopf frei von störenden Gedanken.
- Der Trainierende muss mit der zu trainierenden Bewegung bereits **Eigenerfahrung** haben. Die Bewegung muss bekannt sein, denn etwas, was man noch nie durchgeführt hat, kann man auch nicht mental trainieren.
- Die Bewegungsvorstellung, die als Grundlage des Mentalen Trainings verwendet wird, muss sich **an der Eigenperspektive orientieren**, d.h. sie muss an der Bewegung, die der Trainierende selbst auszuführen in der Lage ist, ansetzen.
- Mentales Training funktioniert nur dann, wenn der Trainierende in der Lage ist, sich den Bewegungsablauf, den er trainieren will, außerordentlich lebhaft vorzustellen. Derart lebhafte Vorstellungen können die gleichen **körperlichen Reaktionen** auslösen, wie man sie beispielsweise vom körperlichen Training kennt.

━ Das Mentale Training erzielt seine lern- und leistungssteigernde Wirkungen am effektivsten, wenn es im Wechsel mit motorischem Training eingesetzt wird.

9.4 Wirksamkeit des Mentalen Trainings

Die Anwendung des Mentalen Trainings zur Bewegungsoptimierung im Hochleistungssport ist seit Jahren eine sehr erfolgreiche Methode, deren Effektivität durch eine Vielzahl wissenschaftlicher Studien belegt ist.

Bereits Mitte des 20. Jh. wurde die Effektivität mentaler Trainingsformen im angloamerikanischen Sprachraum nachgewiesen (Perry 1939; Vandell et al. 1943; Twining 1949). Etwa zeitgleich wurde auch in der ehemaligen UDSSR – aufwändig und methodisch exakt – die leistungssteigernde Wirkung von Bewegungsvorstellungen untersucht (Puni 1961).

Seit den Metaanalysen von Feltz u. Landers (1983), Feltz et al. (1988) und Driskell et al. (1994) gilt die Effektivität des Mentalen Trainings zur Bewegungsoptimierung, zumindest in Bezug auf Bewegungsaufgaben mit eher kognitiven Anteilen, wie z.B. dem Durchlaufen eines Labyrinths, als empirisch solide belegt. Mittlerweile gibt es jedoch verschiedene Untersuchungen, die positive Effekte des Mentalen Trainings auch bei Bewegungsaufgaben mit eher motorischen Anteilen nachweisen, z.B. bei der Ruderbewegung (Lippens 1996).

9.5 Erklärungsansätze für die Wirksamkeit des Mentalen Trainings

Neben dem Nachweis der Wirkung des Mentalen Trainings zur Bewegungsoptimierung interessiert auch die Erklärung der Wirkmechanismen des Mentalen Trainings. Dazu muss zunächst festgestellt werden, dass es bisher keine fundierte Theorie zum Mentalen Training gibt. Vielmehr handelt es sich bei den Erklärungsansätzen um Hypothesen, wie man sich die Wirkung des Mentalen Trainings erklären könnte (s. dazu auch Teil F, Anhang 3).

Eine Hypothese besagt, man trainiere durch Mentales Training nur die kognitive Anteile einer Bewegung (kognitive Hypothese). Ein typisches Beispiel für eine eher kognitive Bewegungsaufgabe ist das Durchlaufen eines Labyrinths (Heuer 1985).

Eine weitere Hypothese, die Programmierungshypothese, geht davon aus, dass die Vorstellung einer Bewegung die motorischen Bahnen aktiviert, die auch bei der praktischen Ausführung aktiv sind. Damit ließe sich auch das Phänomen erklären, dass bei der alleinigen Vorstellung sich die gleichen elektrischen Potentiale an der Muskulatur messen lassen, wie bei der tatsächlichen Ausführung der Bewegung (Heuer 1985).

Letztlich wird noch eine Restriktionshypothese diskutiert, die davon ausgeht, dass man in der Vorstellung ohne Einschränkungen trainieren kann und keinen Fehlern unterworfen ist. Durch wiederholtes Vorstellen einer Bewegung auf individuell optimalem Niveau werden die lern- und leistungssteigernde Effekte erzielt (Immenroth 2002).

Mentales Training in der Rehabilitation

Der Nutzen der Vorstellungskraft beim Heilungsprozess ist schon durch Coué zu Beginn des 20. Jh. mit Autosuggestionsformeln wie: »Es geht mir mit jedem Tag in jeder Hinsicht immer besser und besser« (Coué 1993, S 35) bekannt geworden und hat durch die populären Arbeiten des Onkologen Simonton und seinen Mitarbeitern (Simonton et al. 1996) Verbreitung gefunden. Simontons Programm zur Aktivierung der Selbstheilungskräfte – besonders bei Krebspatienten – versucht über Visualisierungsmethoden in entspanntem Zustand eine positive und zuversichtliche Einstellung zu schaffen, um so die körpereigenen Abwehrkräfte der Krebspatienten zu aktivieren.

Entgegen dieser relativ weiten Auffassung des Mentalen Trainings soll im Folgenden der Einsatz von Mentalem Training zur Optimierung von Bewegung in der Rehabilitation im Vordergrund stehen.

Bereits 1957 hat Puni (nach Günther 1980) erwogen, die trainierende Wirkung von Bewegungsvorstellungen als Rehabilitationsmaßnahme einzusetzen, indem man im Training mit Bewegungsvorstellungen Bewegungskoordination, die durch eine Krankheit oder Verletzung gestört worden ist, wiederherstellt.

Die häufigste Anwendung fanden mentale Trainingsformen in der Rehabilitation verletzter Spitzensportler. Hier wurde schnell erkannt, dass sich Bewegungsvorstellungen optimal für die Überbrückung von Verletzungspausen einsetzen lassen (Ievlea u. Orlick 1991; Heil 1993).

10.1 Mentales Training in der Rehabilitation verletzter Spitzensportler

Besonderes relevant für die vorliegende Thematik sind an dieser Stelle die Arbeiten von Hermann (1995, 1999) und Hermann u. Eberspächer (1994). Hermann transferiert das im Hochleistungssport etablierte Mentale Training (Eberspächer 2001) in die Rehabilitation verletzter Spitzensportler.

Sportverletzungen, die eine Unterbrechung des Trainings- und Wettkampfalltags zur Folge haben, bedeuten für die meisten Sportler einen erheblichen Einschnitt in den gewohnten Lebensrhythmus. Je nach Art und Ausmaß der Verletzung werden dann mehr oder weniger umfangreiche Rehabilitationsmaßnahmen ergriffen, die in der Regel von Medizinern, Physiotherapeuten und Trainern begleitet werden. In vielen Fällen wird versucht, den verletzten Sportler mit rein medizinischen, physiotherapeutischen und trainingswissenschaftlichen Maßnahmen möglichst schnell zu seiner physischen Topform zurückzuführen. Nicht selten hemmen oder blockieren jedoch psychische Probleme der Athleten, z.B. Ängste, Zukunftssorgen oder Zweifel, die Wiedereingliederung in den Trainings- und Wettkampfprozess.

> **❗ Beachte**
>
> In der Rehabilitation verletzter Spitzensportler dominiert nach wie vor das biomedizinische Menschenbild, ohne sich mit der psychischen Beanspruchung der Verletzten auseinanderzusetzen.

Diese Vorgehensweise kann dann natürlich zu erheblichen Differenzen zwischen psychischen und physischen Leistungsvoraussetzungen bei der Reintegration in den Sportalltag führen. Die Folge ist dann zumindest eine Verlängerung der Wiedereinstiegszeit in das sportliche Geschehen (Hermann u. Eberspächer 1994).

> **❗ Beachte**
>
> Eine aus medizinischer Sicht vollendete Rehabilitation eines Leistungssportlers ist selten gleichbedeutend mit unmittelbarer, hundertprozentiger Leistungsfähigkeit.

Nicht selten wird der ursprüngliche Leistungsstand trotz der wiederhergestellten körperlichen Voraussetzungen gar nicht mehr oder erst nach langer Wiedereinstiegszeit erreicht.

»Wenn man Trainer, Sportler oder Mediziner fragt, woran dies liege, so erhält man in der Regel die Antwort: »Der Kopf spielt noch nicht mit!«. Diese Entwicklungen können nicht überraschen, wenn nach der vorherrschenden biomedizinischen Sichtweise für eine gelungene Rehabilitation allein entscheidend ist, dass der Knochen wieder gut zusammenwächst, das Band wieder hält oder das Gelenk wieder einen bestimmten Winkel erreicht. Die Bedeutsamkeit somatischer Faktoren beziehungsweise medizinischer Versorgung soll hier nicht in Frage gestellt werden, gleichwohl aber die Vorgehensweise: Sind Fachkräfte mit ihrem Latein am Ende, so wird darauf hingewiesen, dass es nur noch an der Psyche liege. Bleibt dann das erwartete Anknüpfen an frühere Leistungen aus, werden die betroffenen Sportler schnell als labil und nicht belastbar bezeichnet und müssen in der Folgezeit mit diesem Ruf leben.« (Hermann u. Eberspächer 1994, S 11).

Ziel einer effektiven Rehabilitation muss es sein, die besten körperlichen, psychischen und sozialen Voraussetzungen zur Wiedererlangung der vollen sportlichen Leistungsfähigkeit zu schaffen. Diese Voraussetzungen sind an die individuell relevanten Ziele des Sportlers gebunden und können nur mit der gesundheitsfördernde Eigenleistung des Sportlers erreicht werden.

Hermann u. Eberspächer (1994) entwickelten das Mentale Training, wie es im Hochleistungssport etabliert ist, als psychologisches Trainingsverfahren für die Rehabilitation verletzter Spitzensportler weiter, mit dem Ziel, die Rehabilitation effektiver gestalten zu können.

Wirkungsweisen des Mentalen Trainings in der Rehabilitation nach Sportverletzungen

Mentales Training bietet nach Hermann u. Eberspächer (1994) für alle Sportarten die Möglichkeit, einzelne Techniken, kurze Bewegungssequenzen und komplexe Übungen in der Rehabilitation zu stabilisieren und zu optimieren. Auch das Neulernen und Umlernen während der Rehabilitationszeit von Bewegungen kann durch Mentales Training unterstützt werden.

❗ Beachte

Mentales Training kann in der Rehabilitation:
- verletzungsbedingte Ängste bei der Bewegungsausführung abbauen und damit
- das Aufbautraining und den sportlichen Wiedereinstieg erleichtern.

Mentales Training unterstützt im Rehabilitationsprozess zu verschiedenen Zeitpunkten das Erlernen, Umlernen, Stabilisieren und Optimieren einzelner oder komplexer Bewegungsabläufe. Es übernimmt damit eine Überbrückungsfunktion in trainingsfreien Zeiten und in Phasen, in denen das sportartspezifische Training noch nicht in vollem Umfang wieder aufgenommen werden kann.

Darüber hinaus zeigt sich, dass sich Mentales Training bei der Emotions- und Schmerzbewältigung und bei der Motivationssteuerung bewährt. Bestehende Ängste und Unsicherheiten können über entspanntes geistiges Durchspielen einer korrekten Bewegungsausführung gemildert oder beseitigt werden. Schmerzen und die Angst vor Schmerzen lassen sich durch Mentales Training verringern. Aber auch das Erleben des Sportlers, in einer verletzungsbedingten Pause aktiv etwas für die Aufrechterhaltung der Leistungsfähigkeit tun zu können und sich dabei mit der Sportart zu beschäftigen, wird von verletzten Sportlern als motivierend für den weiteren Rehabilitationsprozess beschrieben (◻ Abb. 10.1).

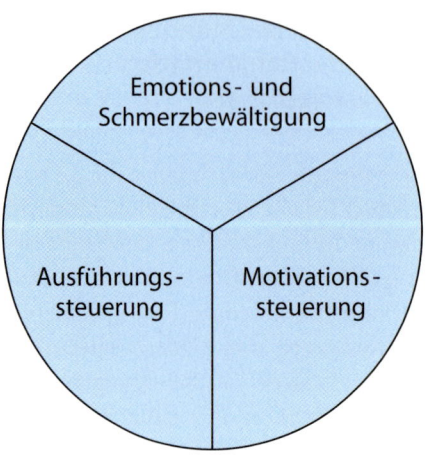

Abb. 10.1. Wirkungsweisen des Mentalen Trainings in der Rehabilitation verletzter Spitzensportler. (Nach Hermann u. Eberspächer 1994)

Das Mentale Training wird in der Rehabilitation verletzter Spitzensportler mit den nahezu gleichen Durchführungsmodalitäten wie beim Mentalen Training im Hochleistungssport (s. Kap. 9) angewandt. Ausgangsbasis für diese Übertragbarkeit ist die Äquivalenz der zu trainierenden Bewegungen, einer sportartspezifischen Bewegungen auf höchstem technischen Niveau, wie auch der Äquivalenz der Anwender, nämlich bewegungserfahrene und bewegungsspezialisierte Spitzensportler.

Bei der Anwendung mentaler Trainingsformen in anderen Bereichen der Rehabilitation fällt diese Übertragbarkeit des Mentalen Trainings aus dem Hochleistungssport schwerer, da man es in der Regel nicht mit Bewegungsspezialisten und auch nicht mit sportspezifischen Bewegungen zu tun hat. Bei den Patienten handelt es sich häufig um multimorbide, ältere Menschen, die in der Rehabilitation Bewegungen erlernen sollen, um ihren Alltag meistern zu können. Diese Bewegungen sind aber oft aufgrund jahrelanger Vorschädigungen verlernt oder durch Schonhaltungen ersetzt und müssen wiedererlernt werden.

Dass es sinnvolle Möglichkeiten gibt, den Einsatz von Bewegungsvorstellungen und deren Training zur Bewegungsoptimierung in der Rehabilitation zu nutzen zeigt der Ansatz von Miltner et al. (1999, 2000).

10.2 Mentales Training in der neurologischen Rehabilitation

Am Neurologischen Therapiezentrum in Düsseldorf wird seit 1995 ein Forschungsprojekt durchgeführt, um kognitive Ansätze zum motorischen Lernen für die Therapie sensomotorischer Störungen zu entwickeln und ihre Wirksamkeit zu evaluieren.

Miltner et al. (1999) beschreiben Paresen als die häufigste Störung nach Läsionen des zentralen Nervensystems. Zusätzlich zur eingeschränkten Muskelkraft ist bei Paresen in vielen Fällen das gesamte willkürmotorische Repertoire reduziert. Obwohl die Relevanz dieser Einschränkungen für den Patienten beträchtlich ist, sind die herkömmlich etablierten therapeutischen Ansätze zur Verbesserung motorischer Leistungen relativ bescheiden geblieben (Miltner et al. 1999). Besonders der fehlende wissenschaftliche Nachweis über die therapeutische Wirksamkeit der einzelnen Techniken ist zu bemängeln. Die meisten dieser Konzepte haben sich traditionell und aus der Erfahrung heraus entwickelt – nachträgliche wissenschaftliche Untersuchungen zur Wirksamkeit wurden nur vereinzelt publiziert. Bei allen Studien, die verschiedene Therapietechniken vergleichen, konnte bisher nie eine Überlegenheit der einen oder anderen Technik nachgewiesen werden. Außerdem beruhen die etablierten Therapieprogramm ausschließlich auf sensomotorischen Übungs- und Behandlungsprogrammen. Obwohl kognitive Prozesse und motorisches Verhalten eng miteinander verknüpft sind, haben kognitive Konzepte zum motorischen Lernen in physiotherapeutische Programme von zentral gelähmten Patienten kaum Eingang gefunden (Miltner et al. 2000).

Bei zentral gelähmten Patienten ist es nach Miltner et al. wahrscheinlich, dass der Anteil aktivierbarer Motoreinheiten über die Parese hinaus noch weiter durch ein Trainingsdefizit reduziert wird, weil viele Patienten mit einer hochgradigen Parese sich bald nicht mehr bemühen, den jeweiligen Muskel zu aktivieren.

> ❗ Beachte
>
> Bewegungsdefizite sind bei einer Reihe von Patienten größer als sie nach Läsionsart und organischem Status zu erwarten wären.

Mentale Bewegungsrepräsentation bei Hemiparese

Bei der Entwicklung eines kognitiven Therapieansatzes zur Bewegungsoptimierung versuchen Miltner et al. (1999), die mentale Repräsentation der Bewegung mittels der Bewegungsvorstellung zu aktivieren. Dabei muss berücksichtigt werden, dass bei Hemiparetikern die mentale Bewegungsrepräsentation oft schon seit Jahren durch die erfahrene Einschränkung beeinflusst wurde. Miltner et al. (1999) gehen nun davon aus, dass hemiparetische Patienten verschiedene Repräsentationssysteme bei der Bewegungsvorstellung aktivieren können, das für die betroffene und das für die nichtparetische Seite. Ziel des Mentalen Trainings in der Rehabilitation bei neurologischen Erkrankungen ist die Veränderung der vorhandenen mentalen Bewegungsrepräsentation der paretischen Seite in Richtung normales Bewegen.

Miltner et al. können in einer Studie zur Wirksamkeit des Mentalen Trainings in der Rehabilitation neurologischer Patienten Verbesserungen in mehreren klinischen Parametern nachweisen, besonders die funktionelle Verbesserung der Greifbewegung. Dazu wurde von Milter et al. (1999) ein kognitives Therapiemodell entwickelt, das aus zwei verschiedenen Phasen besteht, die miteinander zu kombinieren sind:

- afferentes Training,
- mentales Training.

Afferentes Training

Für das afferentes Training bei Hemiparese wird eine Spiegelkonstruktion genutzt, die dem Patienten die Bewegung auf der paretischen Seite suggeriert.

Um eine Greifbewegung zu üben, sitzt der Patient vor einem Tisch. Saggital wird ein Spiegel präsentiert, so dass der Patient, wenn er bei Greifbewegungen der gesunden Seite in den Spiegel schaut, den Eindruck bekommt, dass sein paretischer Arm sich ebenfalls bewegt. Zusätzlich zu diesem visuellen Stimulus erfährt der Patient einen taktil-kinästhetischen, propriozeptiven Stimulus auf der betroffenen Seite. Der Arm wird zeitgleich zur Bewegung des gesunden Armes vom Therapeuten fasziliert, sodass das visuelle Feedback und die propriozeptive Information des betroffenen Armes gleichgeschaltet werden.

Mentales Training

Die Information des afferenten Trainings wurde für den zweiten Teil des kognitiven Therapiemodells – das Mentale Training – als Datenbasis genutzt. Hierzu wurde die Greifbewegung der gesunden oberen Extremität gefilmt, sodass der Patient im Video seinen betroffenen Arm sieht, der sich ganz normal bewegt. Der Patient wurde in dieser Phase beauftragt, sich die Bewegung seines paretischen Arms einschließlich der propriozeptiven Eindrücke besonders aufmerksam vorzustellen bzw. nachzuempfinden, während er die Greifbewegung im Video betrachtet. Es wurde also versucht, über eine Videodarstellung, verbunden mit propriozeptiven Eindrücken, das Mentale Training aus der Innenperspektive zu provozieren.

Die Ergebnisse von Miltner et al. (1999, 2000) zeigen, dass es sinnvoll ist, Mentales Training zur Bewegungsoptimierung in der Rehabilitation einzusetzen. Zentral ist dabei jedoch nicht allein die lern- und leistungssteigernde Wirkung, sondern besonders das salutogene Potenzial des Verfahrens.

10.3 Mentales Training und Salutogenese

Spricht man von salutogenem Potential, geht es um die Frage, inwieweit Mentales Training, angewandt als Therapieverfahren zur Bewegungsoptimierung, in der Rehabilitation den Anforderungen des modernen und innovativen Gesundheitsmodells der Salutogenese genügen kann. Wie in Teil A ausführlich beschrieben, vollzieht das von Antonovsky (1997) in die Gesundheitsdiskussion eingebrachte Modell der Salutogenese einen fundamentalen Perspektivenwechsel für das Verständnis von Krankheit und Gesundheit. Aufbauend auf einem systemischen Menschenbild rückt Salutogenese, im Gegensatz zur herkömmlichen Pathogenese, die Gesundheit und alle Faktoren, die zur Gesundheit des Einzelnen beitragen, in den Mittelpunkt. Die Antwort auf die Frage, was den einzelnen Menschen gesund erhält, sieht Antonovsky maßgeblich in dem personeninternen, generalisierten Konstrukt des Kohärenzsinns. Dieser Kohärenzsinn besteht nach Antonovsky aus drei Komponenten:

- der Verstehbarkeit,
- der Handhabbarkeit und
- der Bedeutsamkeit.

Für die therapeutische Praxis bedeutet dieser Ansatz, dass therapeutische Verfahren erst dann grundlegende Therapieziele erreichen, wenn die therapeutische Behandlung für den einzelnen Patienten verstehbar, handhabbar und bedeutsam ist.

Im Folgenden soll zusammenfassend diskutiert werden, welche Möglichkeiten das Mentale Training bietet, salutogene Therapieprinzipien umzusetzen. Dazu werden die in Teil B Buches formulierten Therapieprinzipien herangezogen, um einen Maßstab für salutogene Therapie zu setzen. Erst die salutogene Eignung des Verfahrens eröffnet den Bedarf einer logischen Transformation und Modifikation des Verfahrens für die rehabilitative Gehschule.

Erlebensbezug

Mentales Training dient der Entwicklung einer angemessenen Bewegungsvorstellung, die es über die Wahrnehmung der Bewegung, also über bewusste Propriozeption, aufzubauen gilt. Das bedeutet, dass Mentales Training im Erleben des Patienten und damit ausschließlich in der Wirklichkeit des Patienten stattfindet. Der Patient bestimmt bei der Therapie:

- die Intensität,
- die Richtung,
- den Umfang.

> ❶ Beachte
>
> Der Patient erlebt den Behandlungsfortschritt und bestimmt ihn aktiv mit.

Durch den Einsatz von Mentalem Training in der Therapie muss demnach zwangsläufig das Erleben des Patienten im Mittelpunkt stehen, da nur über seine individuelle Bewegungserfahrung eine trainingswirksame Bewegungsvorstellung erarbeitet werden kann.

> ❶ Beachte
>
> Mentales Training ist ohne das uneingeschränkte Einbeziehen des individuellen Erlebens des Patienten nicht durchführbar.

Kommunikationsbezug

Mentales Training verändert die Therapiekonstellation. Nicht der Therapeut muss überprüfen, welche Information der Patient (Empfänger) aufgenommen hat, sondern der Therapeut wird zum Empfänger und muss sich bemühen, Informationen des Patienten adäquat aufzufassen. Mentales Training als Therapieverfahren ermöglicht, dass das aktive Zuhören im Sinne eines gesprächsoffenen Situationsmanagements in den Vordergrund rückt. Damit ist Kommunikation das wichtigste therapeutische Werkzeug. Der Therapeut muss stets über Kommunikation versuchen, am Erleben des Patienten teilzuhaben. Er ermutigt in der Therapie den Patienten, sich mitzuteilen.

> ❗ **Beachte**
>
> **Der Patient** ist der aktive Gestalter und Informant über den Therapiehergang und -fortschritt.
> **Der Therapeut** wird zum Moderator, zum Situations- und Prozessmanager.

Zielbezug

Da beim Mentalen Training Bewegungsvorstellungen eine entscheidende Rolle spielen, merkt der Patient, dass seine **Wirklichkeit Austragungsort und damit Mittelpunkt des Therapieverfahrens** ist und er eigenverantwortlich die Zielsetzung der Therapie bestimmt. Die Folge ist, dass der Patient beim Mentalen Training die Therapie als Herausforderung und nicht als Bedrohung erlebt.

> ❗ **Beachte**
>
> **Der Patient lernt**, seine Ziele zu formulieren. Er **erlebt**, wie sie zum Mittelpunkt der Therapie werden.

Die Erfahrung, am individuell verstehbaren Therapieziel zu arbeiten, ist für den Patienten motivierend und trägt dazu bei, dass er sich vermehrt eigeninitiativ am Therapieprozess beteiligt. Er erkennt seine zentrale steuernde Rolle und die Möglichkeiten seines eigenen Handelns auf dem Weg zu seinem Ziel.

Umweltbezug

Mentales Training setzt im individuellen Erleben und an den Zielen des Patienten an. Somit wird der vom Patienten als individuell relevant erlebte Kontext in die Therapie einbezogen. Dazu wird er bereits in den ersten Therapieein-

heiten dazu aufgefordert, beim Mentalen Training selbstständig an seiner Bewegungsvorstellung zu arbeiten. Durch das **frühe eigenverantwortliche Handeln** und der Möglichkeit, außerhalb von Therapie, Therapeut und Institution zu trainieren, trägt Mentales Training entscheidend dazu bei, dass sich der Patient vom therapeutischen Kontext unabhängig und in selbstständiger Verantwortlichkeit für die eigene Sache erlebt.

> ❗ **Beachte**
>
> Der Patient sieht sich durch Mentales Training in der Eigenverantwortlichkeit:
> - autonom,
> - unabhängig und
> - selbständig.

Dadurch bringt er eigeninitiativ unterschiedlichen, subjektrelevanten Kontext in den Therapieprozess ein.

Mentales Training hat ein **motivierendes Potential**. Der Patient schätzt für sich selbst ein, wie er seine Lage mit eigenen Mitteln und Fertigkeiten bewältigen kann. Zusätzlich lässt sich durch Mentales Training übermitteln, dass eigenes Handeln zu einem positiven Ergebnis führt, das attraktive Folgen nach sich zieht.

> ❗ **Beachte**
>
> Der Patient hat **direkt** die Möglichkeit – unabhängig von der therapeutischen Institution – durch Mentales Training ein gutes Therapieergebnis zu erreichen.

Teil C im Überblick

Mentales Training ist ein in der Praxis etabliertes Verfahren zur Bewegungsoptimierung, dessen lern- und leistungssteigernde Wirkung vielfach nachgewiesen werden
konnten.
Mentales Training ermöglicht und unterstützt zudem die Umsetzung der in Teil B
formulierten Handlungsrichtlinien für salutogene Therapie. Dies spricht für das salutogene Potential des Verfahrens und es
erscheint sinnvoll, Mentales Training in
rehabilitativen Kontext zu transferieren, wie
erste Untersuchungen und Praxisansätze
zeigen.
Dazu muss dass Verfahren allerdings für
den Anwender Patient, der sich in vielen
entscheidenden Punkten vom Hochleistungssportler unterscheidet, modifiziert
werden.

10

Literatur: Kap. 8–10

Antonovsky A (1997) Salutogenese: Zur Entmystifizierung der
Gesundheit. DGVT, Tübingen
Balgo R (1998) Bewegung und Wahrnehmung als System. Hof-
mann, Schorndorf
Coué E (1993) Die Selbtbemeisterung durch bewußte Auto-
suggestion. Schwabe & Co, Basel
Daugs R (1994) Motorische Kontrolle als Informationsverar-
beitung: Vom Auf- und Niedergang eines Paradigmas. In:
Blaser P, Witte K, Stucke C (Hrsg). Steuer und Regelvor-
gänge der menschlichen Motorik (S 13–37). Academia,
St.Augustin
Daugs R, Blischke K (1996) Sportliche Bewegung zwischen
Kognition und Motorik. In: Daugs R, Blischke K, Marschall
F, Müller H (Hrsg). Kognition und Motorik (S 13–36). Czwa-
lina, Hamburg
Driskell JE, Copper C, Moran A (1994) Does Mental Practice
Enhance Performance? Journal of Applied Psychology 79
(4):481–492
Eberspächer H (1993) Sportpsychologie. Rowohlt, Reinbek
Eberspächer H (2001) Mentales Training. Ein Handbuch für
Trainer und Sportler. Copress, München
Eberspächer H, Immenroth M (1998) Kognitives Fertigkeits-
training im Mannschaftssport. psychologie und sport 5
(1):16–27

Feltz DL, Landers DM (1983) The effects of mental practice on
motor-skills learning and performing: a meta analysis.
Journal of Sport Psychology 5:25–57
Feltz DL, Landers DM, Becker BJ (1988) A revised metaanaly-
sis of the mental practice literature on motor skill learning. In: Druckmann D, Swets JA (eds). Enhancing human
performance: Issues, theories, and techniques (S 61–101,
Appendix B). National Academy Press, Washington
Günther W (1980) Untersuchungen zur Wirksamkeit mentaler Trainingsverfahren grobmotorischer Bewegungen bei
der Rehabilitation zentralmotorisch Behinderter. Disser-
tation, Universität Tübingen
Heil J (1993) Psychology of sport injury. Human Kinetics Pub-
lishers, Champaign
Hermann H-D (1995) Interdisziplinäre psychische Rehabilitati-
on. In: Voll J (Hrsg). Handbuch Sporttraumatologie, Spor-
torthopädie (S 160–171). Barth, Heidelberg
Hermann H-D (1999) Die Anwendung sportpsychologischer
Basistechniken in Rehabilitation und Therapie. In: Roth K,
Pauer T, Reischle K (Hrsg). Dimensionen und Visionen des
Sports (65). Czwalina, Hamburg
Hermann H-D, Eberspächer H (1994) Psychologisches Aufbau-
training nach Sportverletzungen. BLV, München.
Heuer H (1985) Wie wirkt mentale Übung. Psychologische
Rundschau 36(3):191–200
Ievleva L Orlick T (1991) Mental Links to Enhanced Healing: An
Exploratory Study. The Sport Psychologist 5:25–40
Immenroth M (1999) Mentales Training in der Chirurgie. In:
Roth K, Pauer T, Reischle K (Hrsg). Dimensionen und Visio-
nen des Sports (67). Czwalina, Hamburg
Immenroth M (2002) Die Restriktions-Hypothese: Ein Erklä-
rungsansatz für die Lern- und Leistungssteigerung durch
Mentales Training. In: Strauß B, Tietjens M, Hagemann N,
Stachelhaus A (Hrsg) Expertise im Sport (S 111–112). bps,
Köln
Jeannerod M (1994) The representing brain: Neural correlates
of motor intention and imagery. Behavioral and Brain Sci-
ences 17:187–245
Lippens V (1996). "Die Stabilität durch geschickte Variabilität
sichern!« – Zur zeitlichen und dynamischen Bewegungs-
Synchronisation der Mannschaftsarbeit in (ungesteuer-
ten) Riemen-Booten des Rudersports. In: Daugs R, Blisch-
ke K, Marschall F, Müller H (Hrsg). Kognition und Motorik
(S 109–114). Czwalina, Hamburg
Maturana HR, Varela FJ (1987) Der Baum der Erkenntnis.
Scherz, München
Meijer OG, Roth K (eds) (1988) Complex movement behavior:
"The" motor-action controversy. Elsevier Science Publis-
her, Amsterdam
Miller GA, Galanter E, Pribram KH (1960) Plans and struture of
behavior. Holt, Rinehart & Winston, New York
Miltner R, Simon U, Netz J, Hömberg V (1999) Bewegungsvor-
stellung in der Therapie von Patienten mit Hirninfarkt.
Neurologie & Rehabilitation 5 (2):66–72
Miltner R, Netz J, Hömberg V (2000) Kognitive Therapie senso-
motorischer Störungen. Krankengymnastik 52 (6):954–
964

Munzert J (1992) Motorik-Repräsentation, Bewegungswissen und Bewegungshandeln. Sportwissenschaft 22:344–356

Palágyi M (1924) Naturphilosophische Vorlesungen. Über die Grundprobleme des Bewußtseins und des Lebens. Barth, Leipzig

Perry H-M (1939) The relative efficiency of actual and »imaginary« practice in five selected tasks. Archieves of Psychology Columbia University 34 (243):76

Puni AZ (1961) Abriss der Sportpsychologie. Sportverlag, Berlin

Sacks O (1989) Der Tag, an dem mein Bein fortging. Rowohlt, Reinbek

Schlicht W (1992) Mentales Training: Lern- und Leistungsgewinne durch Imagination? Sportpsychologie, 2:24–29

Sherrington C S (1918) Observations on the sensual role of the proprioceptive nerve-supply of the extrinsic ocular mucles. Brain 41:332–343

Simonton OC, Simonton SM, Creighton J (1996) Wieder gesund werden. Rowohlt, Reinbek

Twining WE (1949) Mental practice and physical practice in learning a motor skill. Research Quarterly of the American Association for Health, Physical Education and Recreation, 20:432–435

Uexküll T von, Fuchs M, Müller-Braunschweig HM, Johnen R (1994) Subjektive Anatomie. Schattauer, Stuttgart

Vandell RA, Davis RA, Clugston HA (1943) The function of mental practice in the acquisition of motor skills. Journal of General Psychology 29:243–250

Zimmermann KW, Kaul P (1998) Einführung in die Psychomotorik. Universität Gesamthochschule Kassel

Mentales Gehtraining: Grundlagen

Wiedererlernen der Gehbewegung in der Rehabilitation

Bereits in früher Kindheit wird die Gehbewegung intuitiv erlernt und automatisiert. Durch Krankheit oder Verletzung kann Gehen beeinträchtigt und die Automatisierungsfähigkeit gestört sein. Erst wenn Gehen nicht mehr automatisch gelingt, wird dem Patienten bewusst, welche essenzielle Bedeutung das Gehen hat. Die erste Frage des Patienten nach einem Unfall oder einer Erkrankung an Arzt oder Therapeut ist in vielen Fällen: »Werde ich wieder gehen können?« Diese Frage impliziert mehr als nur das Ziel, eine komplexe Bewegung exakt durchzuführen, denn Gehen-können steht für Selbständigkeit und Lebensqualität.

> ❗ **Beachte**
>
> Für Patienten mit erkranktem oder verletztem Bewegungsapparat ist Gehen-können eines der zentralen Ziele während der Rehabilitation.

Mit der Beeinträchtigung der Gehbewegung ist auch das psychische und soziale Befinden des Patienten eingeschränkt.

> ❗ **Beachte**
>
> Das **Wiedererlernen der Gehbewegung** ist primär nicht nur auf ein rein somatisches Problem zu reduzieren, sondern **betrifft den ganzen Menschen**, sein mentales wie auch sein soziales System.

11.1 Der menschliche Gang

Verschiedene Perspektiven

Da der menschliche Gang den ganzen Menschen betrifft, ergeben sich verschiedene Aspekte des menschlichen Ganges, die berücksichtigt werden müssen:
- sozialwissenschaftliche,
- psychologische,
- biomechanisch-naturwissenschaftliche.

Sozialwissenschaftlicher Aspekt

Soziale Beziehungen, selbständiges Leben und damit Lebensqualität, sind wichtige Aspekte einer sozialwissenschaftlichen Auseinandersetzung mit dem menschlichen Gang (Sudarsky et al. 1997). Aus sozialwissenschaftlicher Perspektive dominieren Fragen, die die Einschränkung der Gehbewegung und dessen sozialen Auswirkungen betreffen. Eine Gehbehinderung ist für den Betroffenen oft mit erheblichen **sozialen Folgen** wie Frühberentung oder Berufsunfähigkeit verbunden (Schüle 2000).

Psychologischer Aspekt

Die psychologische Gangforschung sieht ihre Aufgabe in der Erklärung der **Beziehungen zwischen Gang und Psyche**. Grundsätzlich muss man nach Kietz (1948) zwischen dem charakterologischen und dem (allgemein-) psychologischen Zugang unterscheiden. Die **charakterologische Gangforschung** betrachtet den Gang als Ausdrucksphänomen innerseelischer Hintergründe, die es zu erschließen gilt (z. B. Wilsmann 1931). Beim **allgemein-psychologischen** Zugang interessiert das Gangerlebnis; es gilt, die Beziehungen zwischen Gang und Psyche aufzuweisen, denn Gehen gilt als »Indikator für den Gesamtzustand« (Von Busch et al. 1993, S 128).

Biomechanisch-naturwissenschaftlicher Aspekt

Am intensivsten hat sich die Wissenschaft jedoch aus biomechanisch-naturwissenschaftlicher Perspektive mit dem menschlichen Gang befasst. Sie sieht den menschlichen Gang als eine Erscheinung, die den allgemeinen Naturgesetzen untersteht und aus diesen erklärt werden muss.

Nach Gage et al. (1995) ist der menschliche Gang definiert als eine auf höchstem Maße kontrollierte und koordinierte wiederholte Abfolge von Bein- und Fußbewegungen, deren Funktion darin besteht, den Körper mit einem minimalen Energieaufwand sicher von einem Ort zum anderen zu transportieren.

Menschliche Gehbewegung

❯ **Exkurs**

Ausgangspunkt der naturwissenschaftlichen
Auseinandersetzung mit dem menschlichen
Gang sind Beschreibungen der menschlichen
Gehbewegung im 17. und 18. Jh. 1836 erschien
die erste Lehre der Gehbewegung, die lange als verbindlich und unangefochten galt. Sie
basierte auf der Pendeltheorie (passives Vorschwingen der Beine) und deren experimentel-
ler Untersuchung und wurde von den Brüdern
Weber unter dem Titel »Mechanik der menschlichen Gehbewegung« veröffentlicht.
Die weiteren Fortschritte in der naturwissenschaftlichen Gangforschung beruhten, entsprechend dem naturwissenschaftlichen Paradigma im 19. Jh., vor allem auf der Verbesserung
der Dokumentation und Analyse der Gehbewegung (Van Cochran 1988). So konnte Duchenne
1867 durch pathologische Befunde beweisen,
dass das Vorschwingen des Beines nicht nur ein
passives Pendeln ist, sondern dass dabei Muskulatur beteiligt ist.

Heute ist mit der hochtechnisierten Ganganalyse die Gehbewegung die mit am besten gemes-
sene und untersuchte menschliche Bewegung.
Zum Standard zählen:

- detaillierte Beschreibungen gradueller Ver-
  änderungen in jedem Gelenk (kinematische
  Analyse),
- elektromyographische Aufzeichnungen von
  Muskelaktivität (kinesiologische Analyse),
- Kraftmessungen von Zug- und Druckver-
  hältnissen in allen Gelenken (kinetische
  Analyse).

Die kinematische Beschreibung der Gehbewegung ist dabei die in der Praxis am häufigsten
angewandte Methode der Ganganalyse.

❗ **Beachte**

Die kinematische Beschreibung der Gehbewegung verfolgt das Ziel, Grenzwerte zu definieren, die einen kranken Gang von einem gesunden Gang unterscheiden.

Die kinematische Beschreibung der Gehbewegung bezieht sich auf den Gangzyklus, wobei
sich ein Gangzyklus von einem Fersenstoß bis
zum nächsten des selben Fußes erstreckt. Ein
Gangzyklus wird in Schwung- und Standphase in einem Verhältnis von 40:60 eingeteilt. Der
Abstoß der Zehen trennt die Stand- von der
Schwungphase. Nach Perry (1992) unterteilt
man die Standphase in fünf und die Schwungphase in drei Abschnitte (▫ Tabelle 11.1 und
11.2).

❯ **Exkurs**

In der Literatur zur orthopädischen Biomechanik und zur Ganganalyse finden sich viele
detaillierte kinematische Bewegungsbeschreibungen des menschlichen Ganges (z.B. Murray et al. 1964; Van Cochran 1988; Whittle 1991;
Perry 1992; Beckers u. Deckers 1997; Bruckner 1998a). Die aktuellen kinematischen Bewegungsbeschreibungen richten sich maßgeblich
nach dem Standardwerk von Perry (1992), das
in der Abteilung Pathokinesiologie am Rancho
Los Amigos-Hospital entwickelt wurde.

Aspekte der biomechanischen Ganganalyse

Die biomechanische Betrachtung der menschlichen Gehbewegung (Perry 1992) teilt den
menschlichen Körper ein in:

- »passenger unit«: der gesamte Rumpf, Kopf,
  Hals, Arme und Hände,
- »locomotor unit«: Becken, Beine und Füße.

Dabei wird ein weiterer Reduktionismus des
Menschen vorgenommen, indem bei Bewe-
gungsbeschreibungen grundsätzlich auf Arm-,
Rumpf- oder Kopfbewegung verzichtet wird.
Sie werden als passive »Passagiere« angesehen,
deren Bewegung sich aus ihrer Passivität ergibt.
Dementsprechend sind auch die Bewegungsbe-
schreibungen der menschlichen Gehbewegung,

◘ Tabelle 11.1. **Bewegungsbeschreibung der menschlichen Gehbewegung: Standphase**

Abschnitte der Standphase	Bewegungsbeschreibung
Initialkontakt	Der erste Kontakt des Fußes des vorderen Beines mit der Unterfläche. Bei neutralem Sprunggelenk, gestrecktem Knie und gebeugter Hüfte (30 °), berührt der Fuß mit der Ferse zuerst die Unterfläche. Die Ferse des anderen Beines hebt sich, bei fast gestrecktem Knie und fast gestreckter Hüfte (Terminlaststand – Ende). Zu Beginn der Standphase bis zum Abstoß ist die untere Extremität leicht außenrotiert
Belastungsantwort	Unmittelbar nach dem Aufsetzen der Ferse beugt leicht das Knie. Das Körpergewicht wird auf dem vorderen Bein, bei leicht gebeugtem Knie, gebeugter Hüfte und flachem Fuß auf der Unterfläche (10 ° Plantarflexion) abgefangen. Das hintere Bein hat nur noch mit den Zehen Kontakt zur Unterfläche, bei gebeugtem Knie (60 °), die Hüfte leitet den Vorschwung ein (Vorschwung)
Mittelstand	Die Hüfte arbeitet in die Streckung, das Knie ist annähernd gestreckt. Das Sprunggelenk ist neutral, wird gegen Ende des Mittelstandes dorsalflektiert. Der Fuß hat vollen Bodenkontakt. Das Schwungbein schwingt mit leicht gebeugtem Knie und neutralem Sprunggelenk nahe am Standbein vorbei (Mittelschwung).
Terminalstand	Linke Seite des Beckens rotiert nach vorne, die Hüfte bleibt gestreckt, das Knie bleibt gestreckt, die Ferse hebt sich von der Unterfläche, bei dorsalfelktiertem Sprunggelenk. Freier Fall des Körpers. Das andere Bein wird bei gestrecktem Knie, neutralem Sprunggelenk und gebeugter Hüfte abgebremst und das Aufsetzen mit der Ferse eingeleitet (Terminale Schwungphase)
Vorschwung	Bei gebeugtem Knie (40 °), haben nur noch die Zehen Kontakt mit der Unterfläche (20 ° Plantarflexion des Sprunggelenks), die Hüfte leitet den Vorschwung des Beines ein (Flexion). Dieuntere Extremität rotiert leicht nach innen, bis zur frühen Standphase. Das andere Bein hat mit der Unterfläche Kontakt (Initialkontakt) und übernimmt das Körpergewicht, bei leichter Beugung des Knies (Belastungsantwort)

die den Standard der kinematischen Ganganalyse darstellen, auf den Rumpf und die untere Extremität reduziert (vgl. z. B. Perry 1992).

Bereits diese, auf biomechanische Mechanismen reduzierten Bewegungsbeschreibungen des menschlichen Ganges verdeutlichen, dass das Gehen ein äußerst komplexes Geschehen ist. Die fein aufeinander abgestimmten Phasen dieser zyklischen Bewegung müssen für jedes Bein exakt eingehalten werden (Perry 1992; Bruckner 1998a). Nur so gelingt die nach Gage et al. (1995) globalste Priorität des physiologischen Ganges: Die Energieerhaltung.

Mit dem Ziel, vor allem allgemeine Gesetzmäßigkeiten und Normen des menschlichen Ganges zu bestimmen bzw. Abweichungen von einer Norm aufzuweisen, muss die naturwissenschaftliche Ganganalyse zwangsläufig individuelle Besonderheiten und Abwandlungen vernachlässigen. Und so wird stets in Zusammenhang mit Ganganalyse und Gehschule die Frage diskutiert, ob es überhaupt Sinn macht, von einer idealen Gehweise, also von Normen der Gehbewegung zu sprechen (Kietz 1948; Buytendijk 1972; Winter 1991; Inman 1993).

Folgerungen für die rehabilitative Gehschule

Der menschliche Gang ist nicht auf Biomechanik zu reduzieren, sondern betrifft das ganze »System Mensch«. Die wissenschaftliche Auseinandersetzung mit dem menschlichen Gang hat sich jedoch hauptsächlich mit biomechanischen Aspekten der Gehbewegung beschäftigt.

◻ Tabelle 11.2. Bewegungsbeschreibung der menschlichen Gehbewegung: Schwungphase

Abschnitte der Schwungphase	Bewegungsbeschreibung
Frühe Schwungphase	Die Hüfte beugt sich anfangs bis 20°, das Knie erreicht Maximalflexion von 70°, das Sprunggelenk ist 10° plantarflektiert. Bei der maximalen Kniebeugung (60°) schwingt das Bein bei neutraler Stellung des Sprunggelenks nahe am Standbein vorbei. Das andere Bein trägt das Körpergewicht und ist bei gestrecktem nie in der Standphase (Mittelstand)
Mittlere Schwungphase	Die Hüfte erreicht 30° Flexion, das Knie extendiert passiv von 70° auf 30°, das Sprunggelenk wird in Neutralstellung gebracht. Bei 30° gebeugtem Knie und neutralem Sprunggelenk, wird durch weitere Beugung der Hüfte der Vorschwung des Beines vorangetrieben. Das andere Bein ist gestreckt bei beginnender Extension der Hüfte und Dorsalflexion des Sprunggelenks (Mittelstand -- Ende)
Terminale Schwungphase	Das Becken rotiert nach vorne. Hüfte beugt weiterhin mit 30°, das Knie erreicht maximale Extension, das Sprunggelenk behält die neutrale Position bei. Aufsetzen der Ferse wird vorbereitet. Bei gebeugter Hüfte und gestrecktem Knie, wird mit neutralem Sprunggelenk der Vorschwung abgebremst und das Aufsetzen des Fußes eingeleitet. Das andere Bein hebt die Ferse von der Unterfläche bei gestreckter Hüfte und gestrecktem Knie (Terminalstand)

❶ Beachte

Mit der Entwicklung der Ganganalyse konnte die Entwicklung der Gehschule nicht mithalten.

Es werden zwar vermehrt Versuche unternommen, über eine verbesserte Ganganalyse auch verbesserte Trainingsmaßnamen zu entwickeln, allerdings sind auch diese Ansätze primär auf die Ganganalyse und deren Optimierung fixiert (vgl. Hennerici 1997; Frey 1997).

Für die Entwicklung innovativer Verfahren zur Gehschule muss die direkte Übertragbarkeit von biomechanisch ermittelten Ergebnissen in einer Ganganalyse angezweifelt werden.

Nach den aktuellen Erkenntnissen der Gesundheits- und Bewegungswissenschaft (s. Teil A und Teil C) muss auch bei der Entwicklung eines Therapieverfahrens zur rehabilitativen Gehschule der menschliche Gang ganzheitlich, d. h. aus einer biopsychosozialen Perspektive betrachtet und verstanden werden.

Es zeigt sich jedoch bei den herkömmlichen Verfahren zur rehabilitativen Gehschule, dass in der Regel entweder die theoretische Fundierung und der empirische Nachweis der Therapieverfahren nur ansatzweise gegeben sind oder aber das Therapieverfahren aus rein biomechanischer Perspektive entwickelt wurde.

11.2 Gehschule in der Rehabilitation: Herkömmliche Verfahren

Die Therapieform Gehschule oder Gangschulung befasst sich mit dem Wiedererlernen der Gehbewegung in der Rehabilitation. Dabei ist zu bedenken, dass scheinbar jede physiotherapeutische Therapieauffassung ein eigenes Konzept zur Gehschule hat, ohne dass ein Konsens besteht, wie am effektivsten das Therapieziel sicheres und selbständiges Gehen erreicht werden kann (Rodriquez et al. 1996; Miltner et al. 1999, 2000). Außerdem wird bei vielen Behandlungskonzepten auf die Bedeutung der Gehschule explizit hingewiesen, deren Aufbau, therapeutisches Vorgehen und konkreter Ablauf bleibt aber oft unerwähnt (vgl. z.B. Jerosch u. Heisel 1996; Mouret 1997).

> ❗ **Beachte**
>
> Alle Verfahren, die für die therapeutische Praxis beschrieben sind, haben zum **Ziel**, die Gehfähigkeit des Patienten herzustellen und zu optimieren.

Grundsätzlich kann man die beschriebenen Verfahren unterteilen in:
- empirisch überprüfte Verfahren und
- auf Erfahrungswerten basierende Verfahren.

Obwohl von medizinischer Seite und auch von Seiten der Kostenträger der wissenschaftliche Nachweis effektiver und effizienter Gehtherapie gefordert wird (Weiss et al. 1995; Hennerici 1997), sind **die auf Erfahrungswerten basierenden Verfahren in der Praxis etabliert und vorherrschend**. Bei diesen, ausschließlich auf Erfahrungswerten basierenden Verfahren ist entscheidend, dass je nach Spezialisierung und Kompetenz des Therapeuten nicht eine Therapieform isoliert, sondern mehrere Verfahren ineinandergreifend zur Anwendung kommen.

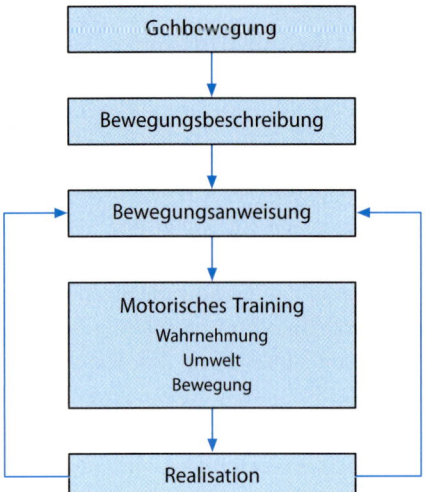

❑ Abb. 11.1. **Phasen der herkömmlichen Gehschule in der Rehabilitation.** (Modifiziert nach Mayer 2001)

»Die Entscheidung hierbei fällt der Krankengymnast aufgrund der detaillierten Befunderhebung, eigener Kenntnisse und Erfahrung sowie des sichtbaren Therapieerfolgs bei dem Patienten.« (Wolf 1998, S 89).

Eine die einzelnen therapeutischen Rahmenkonzeptionen übergreifende und in der therapeutischen Praxis etablierte Gehschule (vgl. z.B. Beckers u. Deckers 1997) wird in ❑ Abb. 11.1 dargestellt.

Phasen der herkömmlichen Gehschule

In der Fachliteratur wird detailliert über die physiologische Gehbewegung, die in der Gehschule angestrebt wird (**Bewegungsbeschreibung**), referiert. Der Patienten erhält selten Einblick über diese Bewegungsbeschreibung, es handelt sich um implizites Expertenwissen des Therapeuten: Tritt in der Rehabilitation eines Patienten ein pathologisches Gangbild auf, wird dieses auf Grundlage dieser Beschreibung biomechanisch analysiert (subjektiv durch Beobachterbeurteilung oder objektiv durch biomechanische, oft computergestützte Ganganalyse). Der Therapeut wählt im Anschluss an die Analyse eine seiner therapeutischen Fachkenntnis und Erfahrung entsprechende **Bewegungsanweisung**, die seiner Meinung nach für den Patienten geeignet ist, um unzweckmäßigem Bewegungsverhalten entgegenzutreten. Nach der Bewegungsanweisung wird die Bewegung unter Modifikation von Umwelt, Wahrnehmung und Bewegung geübt (**Motorisches Training**). **Ziel ist die Realisation** der optimalen Gehbewegung, die in der Regel extern, wiederum durch den Therapeuten oder die (computergestützte) Ganganalyse analysiert und korrigiert wird.

Im Folgenden soll das **Mentale Gehtraining** vorgestellt werden, das eine Modifikation des Mentalen Trainings, wie es im Hochleistungssport zur Bewegungsoptimierung etabliert ist, darstellt und als eine sinnvolle Weiterentwicklung herkömmlicher Therapiemethoden zur rehabilitativen Gehschule verstanden werden soll. Das Mentale Gehtraining, das sich als biopsychosoziales Therapieverfahren versteht, basiert dabei auf einer fundierten gesundheitswissenschaftlichen wie auch bewegungswissenschaftlichen Theorie. Die Effizienz und Effektivität des Mentalen Gehtrainings wurde in ersten wissenschaftlichen empirischen Untersuchungen belegt (Mayer 2001).

Mentales Gehtraining: Beschreibung des Verfahrens

Bei dem Versuch, ein im Hochleistungssport zur Bewegungsoptimierung etabliertes Verfahren in die Rehabilitation zu transferieren, müssen mehrere Modifikationen durchgeführt werden. Sie richten sich dabei hauptsächlich nach dem Anwender des Verfahrens, in diesem Fall dem Patienten.

Hochleistungssportler versus Rehabilitationspatient

Im Vergleich zum Hochleistungssportler unterscheidet sich der Rehabilitationspatient besonders durch:
— seine körperliche Verfassung,
— sein Bewegungswissen und
— seine Bewegungserfahrung.

Beim Rehabilitationspatienten hat man es hauptsächlich mit Menschen zu tun, die aufgrund chronisch-degenerativer Erkrankungen operiert wurden oder chronisch an einer solchen leiden, vielfach kommen Komorbiditäten dazu. Der Rehabilitationspatient soll dann in der Rehabilitation Bewegungen wiedererlernen oder umlernen, die ihm den Alltag oder den Wiedereinstieg ins Berufsleben erleichtern. Diese Bewegungen, z.B. die Gehbewegung, sind in der Regel automatisiert und deren bewegungstechnischer Ablauf ist vom Patienten oft nicht nachzuvollziehen. Auf die Frage, wie denn richtiges Gehen funktioniere, antworten die Patienten oft mit »ein Bein nach dem anderen«, »links, rechts« oder »einfach vor«. Im Vergleich zum Hochleistungssportler, der ein Bewegungsexperte in seiner sportlichen Bewegung ist, ist der Rehabilitationspatient auf diesem Gebiet unwissend und verlässt sich auf eingeschliffene Automatismen, ohne sich Gedanken zur Bewegungsausführung zu machen.

❗ Beachte

Das Mentale Training – bisher fast ausschließlich von Hochleistungssportlern angewandt – muss derart zum Mentalen Gehtraining modifiziert werden, dass es auch beim Rehabilitationspatient sinnvoll eingesetzt werden kann.

 Abbildung 12.1 verdeutlicht den Ablauf des Therapieverfahrens Mentales Gehtraining, das im Folgenden Schritt für Schritt besprochen und anschließend in Teil E des Buches durch Praxisbeispiele verdeutlicht werden soll.

Einführendes Gespräch

Zunächst wird mit dem Patient in einem einführenden Gespräch das Ziel der Therapie besprochen. Ziel dieses einführenden Gespräch ist:
— Der Patient schätzt sein Gangbild ein. Beispielsweise erkennt er, dass er sich eine Schonhaltung oder Fehlhaltung angewöhnt hat.
— Der Patient formuliert einen Therapieauftrag: Wie soll sich sein Gang im Laufe der Therapie verändern?

Im einführenden Gespräch bespricht der Therapeut mit dem Patienten das weitere Vorgehen und den Ablauf der Therapie. Hier steht zunächst die intensive Auseinandersetzung des Patienten mit der Sollbewegung im Vordergrund, also in der Regel der physiologischen Gehbewegung. Diese kann – je nach individuellen krankheitsbedingten Einschränkungen und Möglichkeiten – in eine individuell optimale Sollbewegung modifiziert werden.

ℹ Tipp

Das Gespräch zwischen Therapeut und Patient ist einführend für das Therapieverfahren Mentales Gehtraining, aber **nicht** zwingend an die erste Therapieeinheit gebunden.

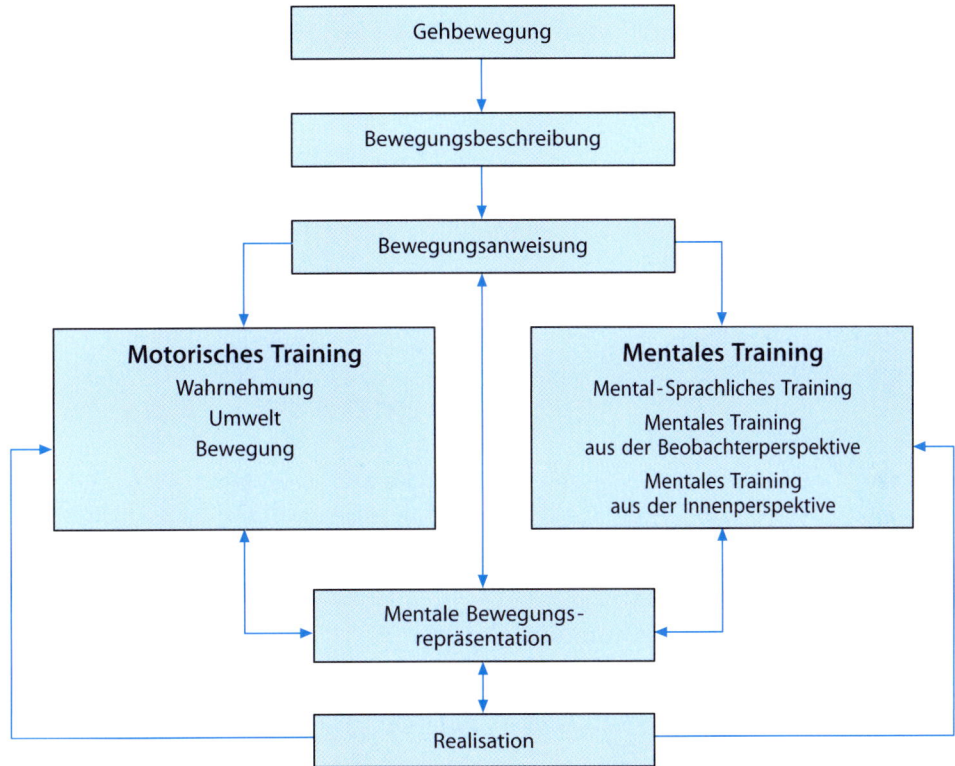

◘ Abb. 12.1. **Mentales Gehtraining.** (Modifiziert nach Eberspächer u. Immenroth 1999)

12.1 Bewegungsbeschreibung

Der Patient wird zunächst mit dem Modell der physiologischen Gehbewegung konfrontiert, der Bewegungsbeschreibung.

> ❗ **Beachte**
>
> Eine Bewegungsbeschreibung ist die objektivierte, biomechanische Darstellung der physiologischen Gehbewegung am Modell.

Die Bewegungsbeschreibung kann demonstriert werden (◘ Abb. 12.2):

— in Form einer Videodarstellung,
— in Form einer Bilderreihe oder
— an einem Modell.

Bei der Videodarstellung bieten sich objektivierte Darstellungen der Gehbewegung für die verschiedenen Altersgruppen an (Bruckner 1998b). Verschiedene Buchveröffentlichungen bieten Bilderreihen der Gehbewegung (◘ Abb. 12.3) aus verschiedenen Perspektiven (vgl. z.B. Beckers u. Deckers 1997). Aber auch anhand von Gliederpuppen (◘ Abb. 12.4) oder direkt durch den Therapeuten selbst lassen sich die relevanten funktionalen Aspekte der Sollbewegung für den jeweiligen Patienten verstehbar vermitteln.

Wichtig bei der Bewegungsbeschreibung ist es, mit dem Patienten gemeinsam die für ihn relevanten funktionalen Bewegungsabschnitte der Gehbewegung zu erschließen, so dass der Patient den Unterschied zwischen seiner aktuellen Gehweise und der Sollbewegung erkennt. Das bedeutet auch, dass bei nur einer betroffenen Seite die Aufmerksamkeit nur auf das eine betroffenen Bein gelenkt werden soll.

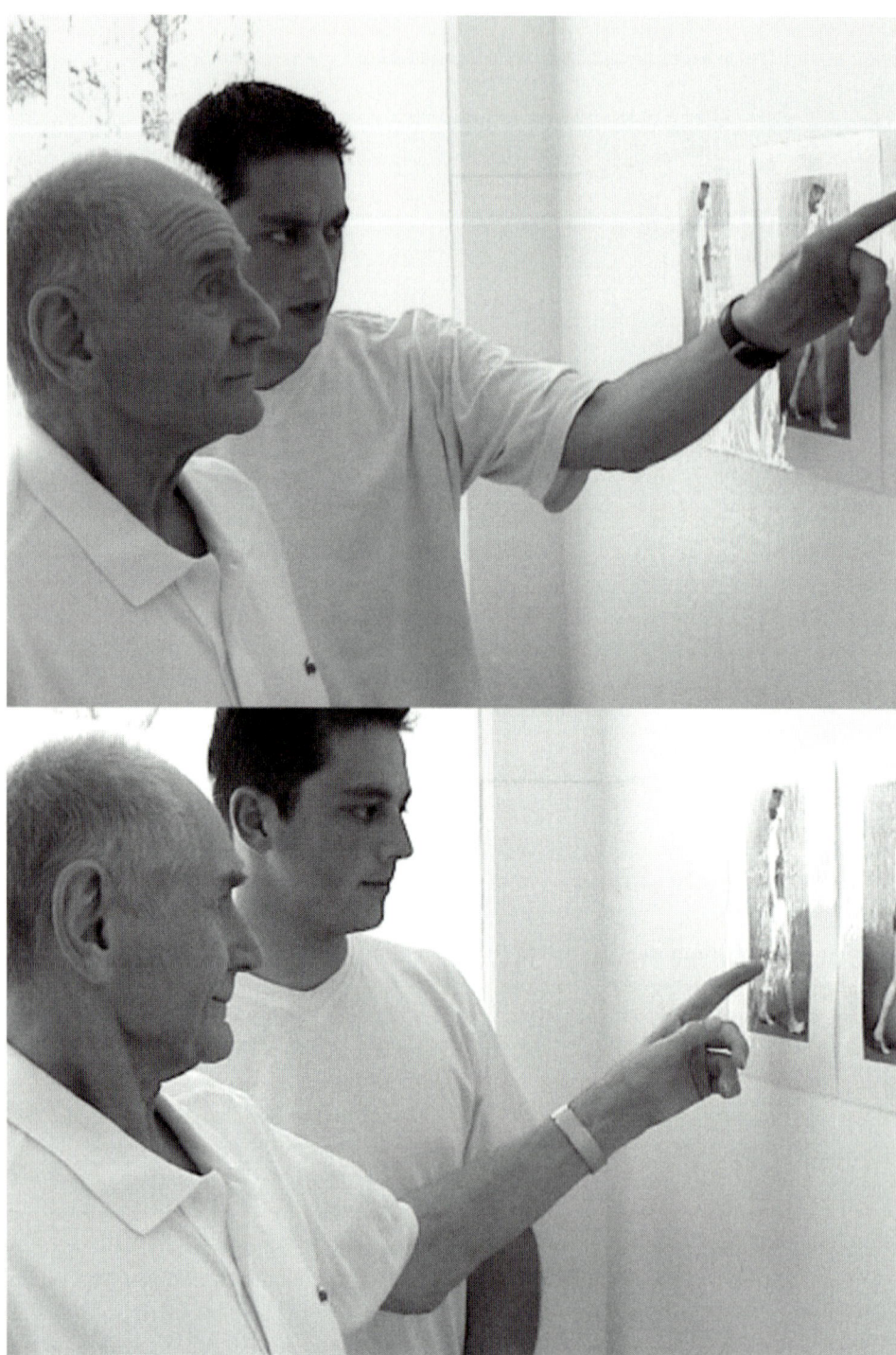

■ Abb. 12.2. **Demonstration einer Bewegungsanweisung**

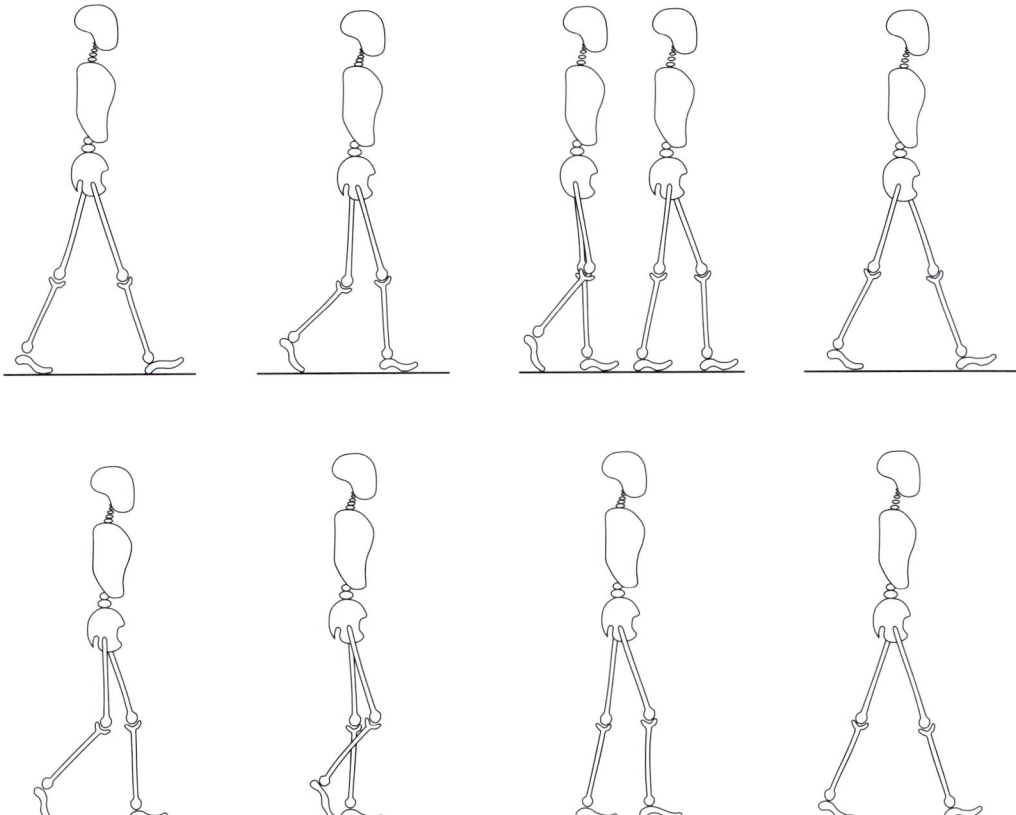

◘ Abb. 12.3. **Mögliche Formen der Bewegungsbeschreibung** mit dem Patienten (Bilderreihe). (Aus Mayer 2001, S 60ff)

ℹ️ **Tipp**

Je **einfacher** die Bewegungsbeschreibung gestaltet wird, desto größer ist die Wahrscheinlichkeit, dass der Patient die für ihn relevante und wichtige Information aufnimmt.

Es geht nicht darum, dem Patienten eine biomechanische Analyse der Gehbewegung vorzutragen, vielmehr sollten in der Sprache des Patienten die für den Patienten relevanten Aspekte der Gehbewegung vermittelt werden.

In der Praxis haben sich folgende Formulierungen bewährt, um den Patienten auf die Bewegungsbeschreibung hinzuweisen, ihn für eine intensive Auseinandersetzung zu gewinnen:

ℹ️ **Tipp**

— »Haben Sie sich schon einmal darüber Gedanken gemacht, wie man eigentlich geht?«
— »Was machen Sie denn, wenn Sie gehen?«
— »Wie bewegen Sie genau ihre Füße und Beine, wenn Sie richtig gehen?«
— »Bevor man wieder lernt zu gehen, sollte man sich zunächst einmal intensiv damit beschäftigen, wie eigentlich das Gehen funktioniert?«
— »Wissen Sie, wie man geht? Beschreiben Sie es bitte einmal!«

Mit Hilfe der Bewegungsbeschreibung setzt sich der Patienten mit seiner Gehbewegung auseinander. Er wird analysieren, inwieweit die durch die Bewegungsbeschreibung vermittel-

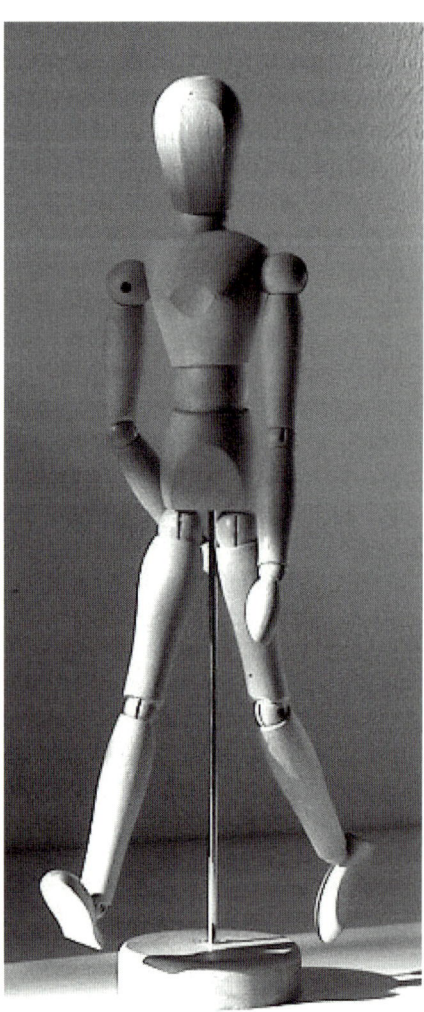

◘ Abb. 12.4. **Mögliche Formen der Bewegungsbeschreibung** mit dem Patienten (Gliederpuppe)

te Gehbewegung seiner Vorstellung der Ideal-
gehbewegung entspricht bzw. welche Gehbewegung er anstrebt (der Patient bestimmt den
Therapieauftrag). Therapeut und Patient klären gemeinsam, wie die individuell optimale
Gehbewegung (Sollbewegung) auszusehen hat.
Anschließend analysieren sie gemeinsam, wie
der Bewegungsablauf gestaltet werden muss,
um der individuell optimalen Gehbewegung des
Patienten möglichst nahe zu kommen.

> ## ❶ Tipp
> Damit sich der Patient mit der Bewegungsbe-
> schreibung auseinandersetzen kann, sollte der
> **Ist-Zustand der Gehbewegung**, z.B. durch eine
> Videodarstellung, zu Behandlungsbeginn auf-
> genommen und gemeinsam mit dem Patienten
> analysiert werden.

12.2 Bewegungsanweisung

Die Umsetzung der physiologischen Gehbewegung wird dem Patienten anhand von **drei zentralen Knotenpunkten der Gehbewegung** vermittelt.

> ## ❗ Beachte
> Aus biomechanischer Sicht versteht man unter
> **Knotenpunkten** die Bewegungsabschnitte, die
> für eine optimale Bewegungsausführung unbe-
> dingt notwendig sind und sukzessiv durchlau-
> fen werden müssen.

Beim Mentalen Gehtraining werden dem Patienten zunächst in Form einer Bewegungsanweisung drei, aus biomechanischer Sicht für die
Bewegungsausführung zentrale Knotenpunkte vorgegeben. Diese Knotenpunkte, die extern
vorgegebene Bewegungsanweisung, stellen eine
morphologische oder externe, objektivierte
Sicht der wichtigen Bewegungsschritte der
Gehbewegung dar. Vom Patienten müssen diese externen Knotenpunkte in individuell relevante, interne Knotenpunkte – die **individuelle
Bewegungsanweisung** – verwandelt werden.

> ## ❗ Beachte
> Die Bewegungsanweisung besteht zunächst
> aus einer allgemeinen, vom Therapeuten **vor-
> gegebenen extern Bewegungsanweisung,**
> die nach individuell zielführenden Kriterien **zu
> einer individuellen Bewegungsanweisung des
> Patienten weiterentwickelt** werden muss.

Extern vorgegebene Bewegungsanweisung

Der Therapeut gibt dem Patienten die drei funktionell zentralen, extern vorgegebenen Knotenpunkte (Perry 1992) der Gehbewegung vor. Perry (1992) spricht von **drei Basisaufgaben**, zu denen sich die acht Phasen der Gehbewegung zusammenfassen lassen. Dies sind:

- »**weight acceptance**«, beginnend mit dem Initialkontakt,
- »**single limb support**«, dem Mittelstand,
- »**limb advancement**«, beginnend mit dem Vorschwung.

Diese drei zentralen Basisaufgaben sollen durch eine einfache, symbolisch-sprachliche Markierung so gestaltet werden, dass nahezu jeder Patient sofort versteht, was in der einzelnen Phase passiert und welche Funktion diese drei Punkte erfüllen.

Folgende Knotenpunkte (mit Erklärungen für den Patienten) haben sich in der Praxis bewährt (◘ Abb. 12.5):

- **Auf**: In dieser Phase der Gehbewegung wird das Bein aufgesetzt.

- **Gewicht**: Nach dem Aufsetzen übernimmt das Bein immer mehr Körpergewicht, bis es alleine das ganze Körpergewicht tragen muss. Das andere Bein schwingt dann frei vorbei.
- **Ab**: Nachdem das andere Bein aufgesetzt hat, drückt sich das Bein hinten ab, um gleichfalls nach vorne schwingen zu können.

> ℹ **Tipp**
> Zur **Einführung der drei Knotenpunkte** bietet es sich an, an der Videodarstellung, der Bilderreihe oder dem Modell die Bewegungsbeschreibung aufzugreifen und dem Patienten die drei Punkte und deren Funktion zu verdeutlichen.

Die extern vorgegebene Bewegungsanweisung »Auf« – »Gewicht« – »Ab« wird vom Patienten also zunächst an der Bewegungsbeschreibung nachvollzogen und anschließend im praktischen Gehen umgesetzt.

Folgende Formulierungen haben sich in der Praxis bewährt, um dem Patienten die extern vorgegebene Bewegungsanweisung näher zu bringen.

Auf

Gewicht

Ab

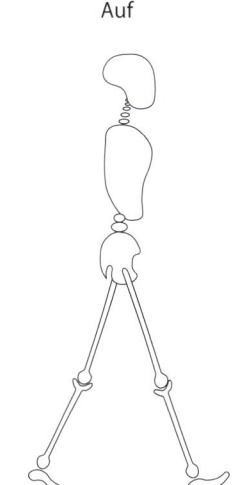
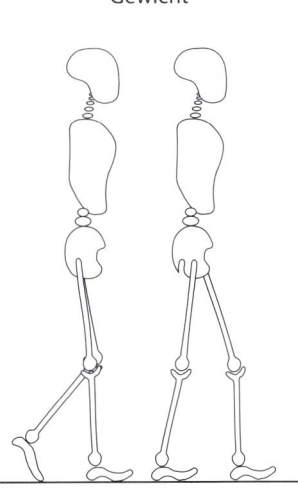
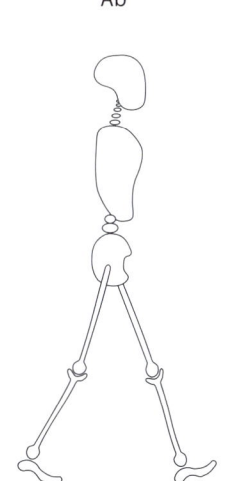

◘ Abb. 12.5. **Bewegungsanweisung – extern vorgegeben.** (Modifiziert nach Mayer 2001)

❶ Tipp

- »Folgende drei Phasen sind die wichtigsten Funktionen der Gehbewegung: Auf – Gewicht – Ab.«
- »Den komplexen Bewegungsablauf der Gehbewegung kann man auf drei wichtige Punkte reduzieren.«
- »Das Gehen ist sehr komplex, das kann man sich ja alles gar nicht merken, worauf man da achten soll. Deswegen haben wir die wichtigsten Phasen mit drei Begriffen versehen.«

Ziel einer externen vorgegebenen Bewegungsanweisung ist es, dem Patienten deutlich zu machen, dass eine Bewegungsanweisung zu einer intensiveren Auseinandersetzung und damit zu einer Vorstellung über die Gehbewegung führt.

Individuelle Bewegungsanweisung

Im Gegensatz zu den extern vorgegebenen Knotenpunkten sind für die Durchführung des Mentalen Trainings vor allem die **individuellen Knotenpunkte** relevant, d.h. die **direkt für den einzelnen Patienten individuell notwendigen Handlungsschritte**.

In enger Kooperation erarbeiten Patient und Therapeut aus der extern vorgegebene Bewegungsanweisung eine individuelle Bewegungsanweisung. Dabei werden für die individuelle Bewegungsdurchführung relevante Bewegungsabschnitte isoliert, deren optimale Durchführung vom Patienten bewusst erlebt und mit einer für den Patienten schlüssigen Markierung symbolisiert (Verstehbarkeit). Diese Markierung kann auf unterschiedlichste Art und Weise erfolgen.

Der Patient sollte die für ihn geeignete und verstehbarste Form wählen, der Therapeut kann mit verschiedenen Beispielen diesen Markierungsprozess initiieren oder unterstützen.

Erarbeitung einer individuellen Bewegungsanweisung

❶ Tipp

Bei der **Formulierung der individuellen Knotenpunkte** sollte der Therapeut darauf achten, dass die Begriffe:
- vom Patienten selbst gewählt wurden,
- positiv geprägt sind,
- kurz und prägnant sind.

Diese Vorgehensweise gewährleistet, dass die individuellen Knotenpunkte vom Patienten während der Gehbewegung abgerufen werden können.

Folgende Formulierungen haben sich in Praxis bewährt, um dem Patienten zu einer individuellen Formulierung seiner Knotenpunkte anzuregen:

❶ Tipp

- »**Auf – Gewicht – Ab** ist nur eine mögliche Bewegungsanweisung, die nun gar nichts mit ihrem Gangbild zu tun hat. Jetzt bauen wir eine, die nur individuell für Sie passt.«
- »Mit **Auf – Gewicht – Ab** geht man bewusster und man konzentriert sich auf das, was man gerade macht. Aber erst wenn Sie eine Anweisung finden, die zu Ihrem Gangbild passt, können Sie konkret an ihren Zielen arbeiten.«

In folgendem Beispiel soll verdeutlicht werden, wie sich eine individuelle Bewegungsanweisung entwickelt, d.h. wie ein Knotenpunkt festgelegt wird.

❷ Beispiel

Der Patient soll die Extension im Kniegelenk im Terminalstand verbessern. Dazu wird der Patient aufgefordert, die Gehposition einzunehmen. Er wird zunächst die Bewegungsposition seiner Schonhaltung einnehmen (aktuelle mentale Repräsentation der Gehbewegung). ▪ Abbildung 12.6 a verdeutlicht, wie

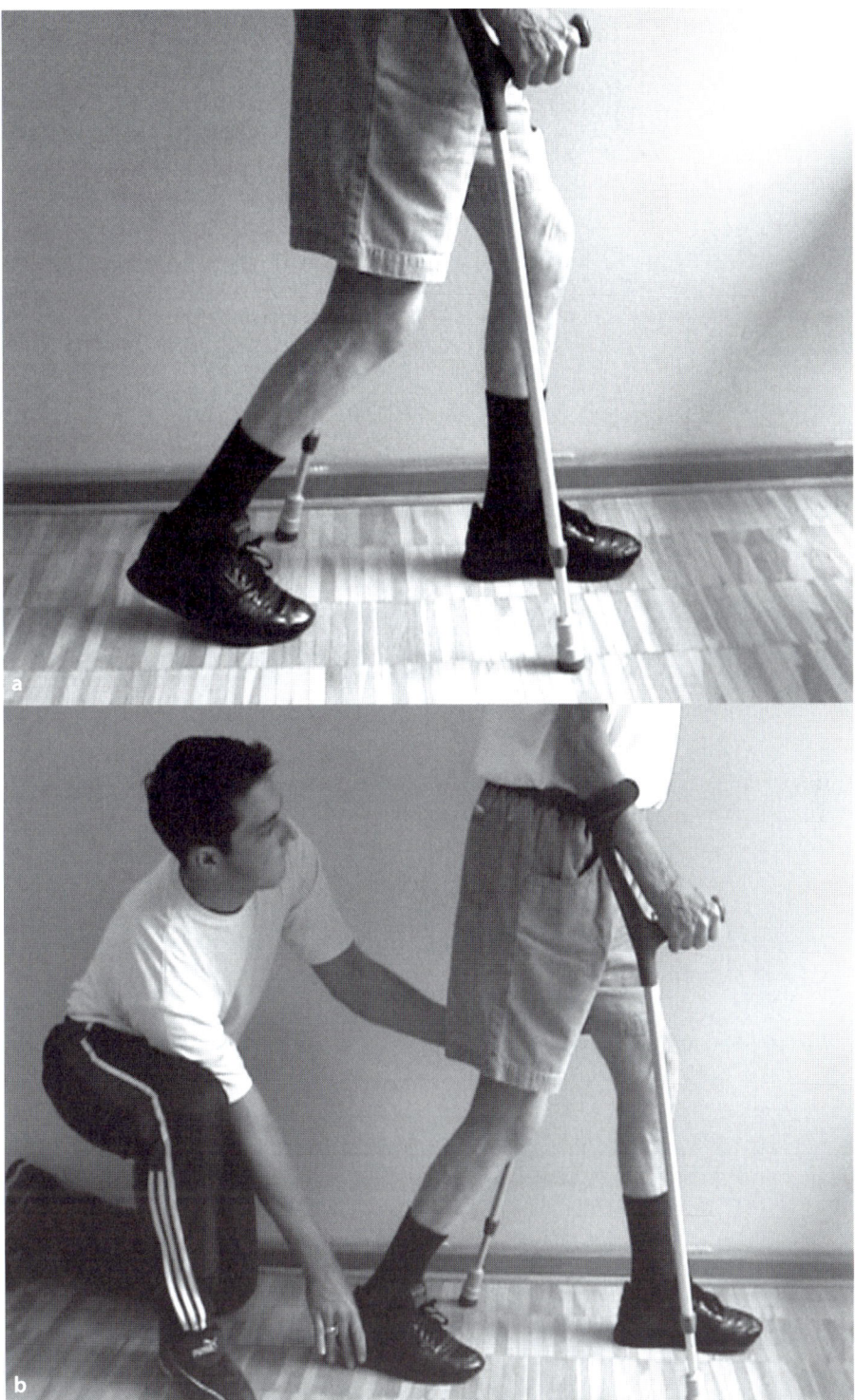

■ Abb. 12.6 a, b. **Erarbeitung einer individuellen Bewegungsanweisung.** a Automatisierte Bewegungsausführung (Schonhaltung), b otimierte Bewegungsausführung

diese Schonhaltung mit einer zu starken Flexion im Kniegelenk einhergeht. Der Therapeut führt nun das Bein vorsichtig in die maximal schmerzfreie Extensionsstellung im Kniegelenk (◧ Abb. 12.6 b). Dann fordert er den Patienten auf, sich diese Beinposition zu merken und irgendwie zu markieren, damit er sie wiederfinden kann. Im Beispiel nennt der Patient die Position »Straff«, weil sie in seiner Wahrnehmung mit einer Dehnung in der Wadenmuskulatur verbunden ist.

❗ Beachte

Bei der Benennung der Knotenpunkte gibt es **kein »Richtig«** und **kein »Falsch«**, allein die Körperwahrnehmung des Patienten ist entscheidend.

Ungünstig sind negative Begriffe wie »Zieht« oder »Schmerz«, dies signalisiert dem Therapeut, dass die Bewegung nicht mehr im schmerzfreien Bewegungsbereich durchgeführt wird und sollte in geringerer Bewegungsweite ausgeführt werden. **Ungünstig sind auch Nichtbotschaften**, z. B. »Nicht Beugen«.

ℹ Tipp

Der Patient soll sich **in einer Bewegungsanweisung Botschaften geben, die er tun soll** und nicht die, die er unterlassen soll.

Wenn die Knotenpunkte sprachlich markiert werden, sollten die Begriffe **einsilbige Wörter** darstellen, da mehrsilbige während der Gehbewegung schlecht mitgesprochen werden können. Wichtig ist weiterhin, dass der **gewählt Begriff** später bei der Bewegungsrealisation auch **mit der erarbeiteten Bewegung korrespondiert**. Dies überprüft man am besten, indem man den Patienten immer wieder im Stand oder im Gehbarren auffordert, die Knotenpunktposition einzunehmen.

Funktion und Wirkung einer individuellen Bewegungsanweisung

Der Patient erarbeitet sich mit Hilfe der Knotenpunkte bereits in den ersten Therapieeinheiten eine individuelle Bewegungsanweisung. Damit kann er **selbständig** an seinem Therapieziel arbeiten (Handhabbarkeit) und ist **unabhängig**:

— vom Therapeuten,
— von der Therapieeinheit und
— von der Therapieinstitution.

Nicht selten wird der Patient bereits beim 2. Behandlungstermin erste selbständige Überarbeitungen seiner individuellen Bewegungsanweisung präsentieren.

ℹ Tipp

Dem Patienten sollte bereits in den ersten Therapieeinheiten vermittelt werden, dass er **selbständig** und **unabhängig** vom Therapeuten an seiner individuellen Bewegungsanweisung arbeiten kann.

Im Laufe der nächsten Therapieeinheiten wird versucht, die individuelle Bewegungsanweisung weiter zu differenzieren und zu stabilisieren bzw. weitere Ansatzpunkte der Bewegungsoptimierung in die individuelle Bewegungsanweisung zu integrieren.

Diese individuelle Bewegungsanweisung trägt zu einer differenzierten Bewegungsvorstellung bei. Der Patient kann sich nun vorstellen, wie er den Bewegungsablauf für seine individuell optimale Gehbewegung durchführen muss.

❗ Beachte

Der Prozess, eine extern vorgegebenen Bewegungsanweisung in eine individuellen Bewegungsanweisung umzuwandeln, wirkt sich positiv auf die mentale Bewegungsrepräsentation aus.

12.3 Mentale Bewegungsrepräsentation

> ❗ **Beachte**
>
> Die mentale Bewegungsrepräsentation ist die unbewusste interne Steuerungsinstanz der Bewegungsausführung.

Ziel des Mentalen Gehtrainings ist der Aufbau einer stabilen und differenzierten mentalen Bewegungsrepräsentation, die als Prüf- und Führungsgröße die optimale und automatisierte Bewegungsausführung bestimmt. Man kann sich die mentale Bewegungsrepräsentation auch in Form einer Schablone vorstellen. Erst eine differenzierte und stabile mentale Bewegungsrepräsentation ist eine **interne Steuerungsinstanz**, die die autonome Bewegungsregulation des Patienten ermöglicht. Damit ist der Aufbau einer mentalen Bewegungsrepräsentation auch **zentrales Therapieziel** des Mentalen Gehtrainings.

> ❗ **Beachte**
>
> Die mentale Repräsentation der Gehbewegung ermöglicht, dass der Patient **eigeninitiativ** in Lebensraum und Lebenszeit seine Gehbewegung autonom regulieren kann und **nicht** in alte Schon- und Fehlbewegungsmuster zurückfällt.

Neben dem Aufbau einer angemessenen mentalen Bewegungsrepräsentation durch die Entwicklung einer Bewegungsvorstellung gilt es im Mentalen Gehtraining, die mentale Bewegungsrepräsentation zu differenzieren und zu stabilisieren.

> ❗ **Beachte**
>
> Durch Motorisches Training und Mentales Training kann die mentale Bewegungsrepräsentation **positiv** beeinflusst werden.

12.4 Motorisches Training

> ❗ **Beachte**
>
> Motorisches Training ist das planmäßig wiederholte, praktische Ausführen eines Bewegungsablauf.

Das Motorische Training ist nur eingeschränkt mit dem herkömmlichen Üben eines Bewegungsablaufes zu vergleichen. Es wurde bewusst der Begriff des Trainings gewählt, da somit der **systematische Verlauf** hervorgehoben wird. Es eignen sich spezifische Formen des Motorischen Trainings zur weiteren Differenzierung der mentalen Bewegungsrepräsentation. Man unterscheidet das **Motorischem Training unter Modifikation**:

- der Wahrnehmung,
- der Umwelt und
- der Bewegung.

Motorisches Training unter Modifikation der Wahrnehmung

Motorisches Training unter Modifikation der Wahrnehmung beinhaltet vielfältige Möglichkeiten, die Gehbewegung unter den verschiedensten Sinnesmodalitäten zu variieren und somit die Körper- und Bewegungswahrnehmung zu sensibilisieren. Ziel ist die **bewusste Propriozeption**. Es bietet sich beispielsweise an, den Patienten bei der Bewegungsausführung die Augen schließen zu lassen oder mit Lärmschutzkopfhörer akustische Informationsaufnahme zu unterbinden (Abb. 12.7). Die taktilen Wahrnehmungskanäle lassen sich auch verändern, indem der Patient z. B. unterschiedliche Schuhe benutzt oder barfuß geht.

Die verschiedenen Formen der Wahrnehmungsmodifikation lassen sich miteinander verbinden und können sich gegenseitig ergänzen. Folgende Aspekte sollten jedoch stets beachtet werden:

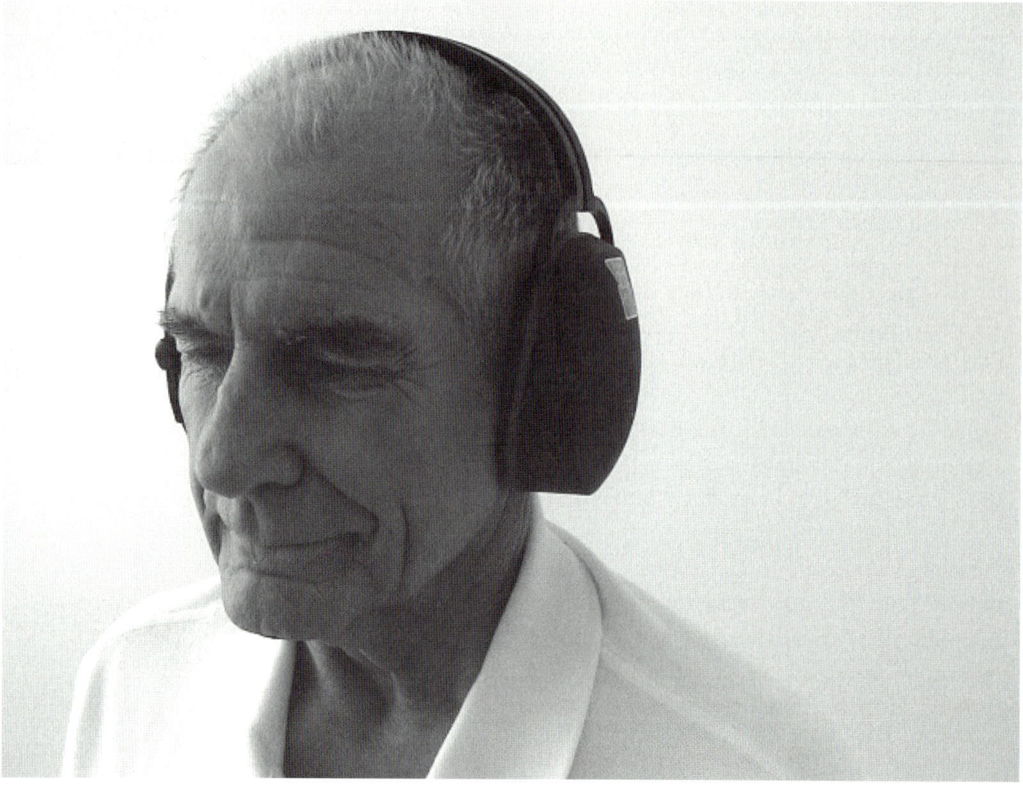

○ Abb. 12.7. **Modifikation der Wahrnehmung**

12

ℹ **Tipp**

— Der Patient sollte **freiwillig** am Training teilnehmen.

— **Sicherheitsbedingungen** müssen ausreichend geprüft sein.

— Der **Therapeut** sollte sich **in unmittelbarer Nähe des Patienten** aufhalten, damit er bei Unsicherheiten Hilfe leisten kann.

Motorisches Training unter Modifikation der Umwelt

Motorisches Training unter Modifikation der Umwelt bedeutet das Training der Gehbewegung unter verschiedenen Umweltbedingungen. Hier bietet sich in erster Linie ein **Gehgarten** an, der über unterschiedliche Bodenbeschaffenheiten, Schrägen, Kurven, Wackel-

balken, Steigungen, kleine Hindernisse, Stufen und ähnliches verfügt (○ Abb. 12.8).

Bei dieser Trainingsform ist es wichtig, die **individuell relevante Umwelt des Patienten** zu berücksichtigern. Ein Patient, der in der Innenstadt einer Großstadt lebt, sollte das Gehen in belebten Fußgängerzonen genauso lernen wie das zügige Überqueren von Straßen oder Gehen mit Einkaufstüten. Der Patient der in ländlicheren Gebieten wohnt, sollte an Waldwegen oder Pfaden, abschüssigen oder ansteigenden Straßen und Wegen trainieren.

ℹ **Tipp**

Der Patient selbst kann am besten über individuelle relevante Umweltgegebenheiten informieren.

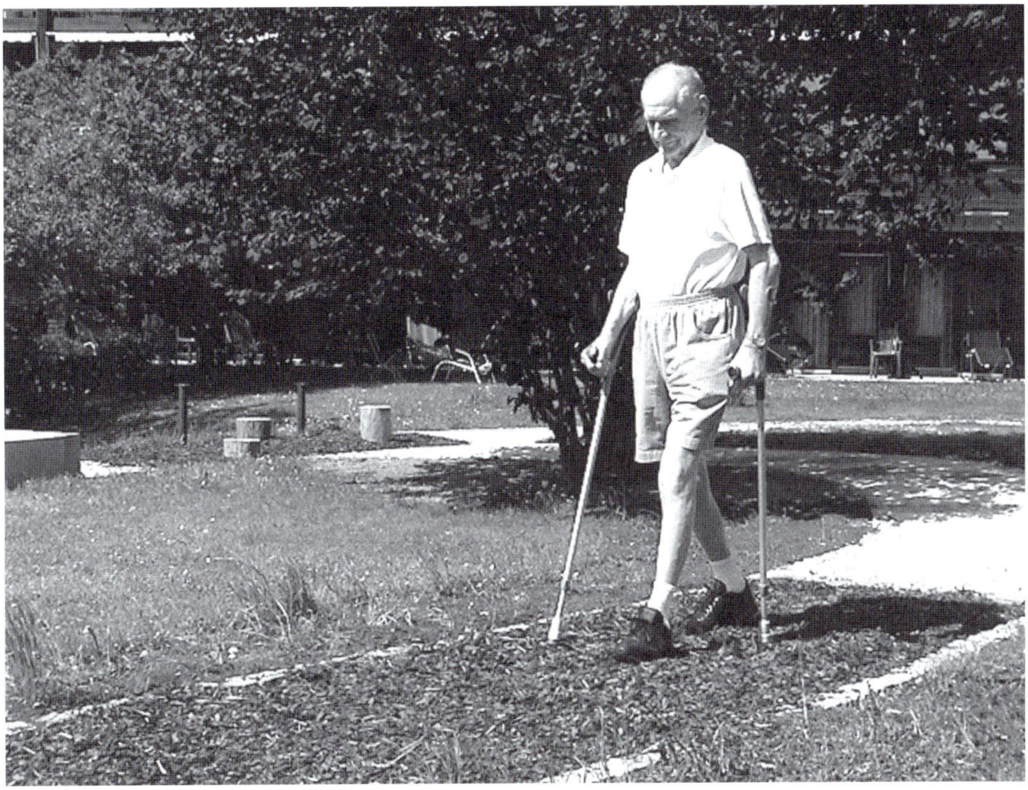

◻ Abb. 12.8. **Modifikation der Umwelt**

Motorisches Training unter Modifikation der Bewegung

Unter dem Motorischen Training unter Modifikation der Bewegung ist am ehesten das herkömmliche Verfahren in der Gehschule zu verstehen. Die einzelnen Gangphasen (Stand- und Schwungphase) werden isoliert geübt und wiederholt durchgeführt. Motorisches Gehtraining unter Modifikation der Bewegung bedeutet aber auch, die Gehbewegung in all ihren Facetten und Erscheinungen zu trainieren. So sollten beispielsweise auch zügige oder sehr langsame Gehbewegungen trainiert werden. Auch das rückwärts ausgeführte Gehen erfordert eine exakte Bewegungsausführung und ermöglicht dem Patienten, eigeninitiativ seine Bewegungsmuster zu überprüfen. Eine weitere Modifikationsmöglichkeiten bietet die Dauer der Bewe-

gung. Gerade im leicht ermüdeten Zustand erfährt der Patient, dass er bestimmte Bewegungsmuster aufgrund der Ermüdung nicht mehr einhalten kann. Eigeninitiativ soll der Patient feststellen, wann er eine Pause machen muss, um nicht alte Schonhaltungen wieder einzunehmen.

Ziele des Motorischen Trainings

ℹ **Tipp**

Bei der Gestaltung des Motorischen Trainings sollte stets auf die individuellen Eignungen, Möglichkeiten und Bedürfnisse des Patienten eingegangen werden.

Ziel des Motorisches Trainings ist es, die Bedingungen und Verhältnisse der individuell relevanten Umweltanforderungen im Alltag herzustellen und die Gehbewegung an diese Bedingungen anzupassen.

Das Motorische Training liefert dem Patienten stets wichtige Feed-back-Informationen, indem der Patient in der motorischen Realisation stets seine Vorstellung oder Erwartung der Bewegung differenzieren, vergleichen und ggf. korrigieren kann. Die mentale Bewegungsrepräsentation wird differenziert und neue Bewegungskonstruktionen sind dann davon beeinflusst. Um die mentale Bewegungsrepräsentation, die durch Bewegungsvorstellungen aktiviert wird, weiter zu verbessern, zu stabilisieren und zu festigen, gilt es, die Bewegungsvorstellung mental zu trainieren.

12.5 Mentales Training

> ⊘ **Beachte**
>
> Mentales Training ist das planmäßig wiederholte, bewusste Sich-Vorstellen einer Bewegung ohne deren gleichzeitige praktische Ausführung (Eberspächer 2001).

Wie in Teil C am Beispiel des Hochleistungssports ausführlich besprochen, ist das Mentalen Training in folgende Phasen gegliedert:
1. Entwicklung einer angemessenen Bewegungsvorstellung.
2. Intensive Vorstellung des entsprechenden Bewegungsablaufs.

In der **Praxis** beinhaltet das Mentale Training nach dem Aufbau einer angemessenen Bewegungsvorstellung das Training dieser Vorstellung zur Differenzierung, Optimierung und Stabilisierung der mentalen Bewegungsrepräsentation.

Für die **Durchführung** des Mentalen Trainings ist neben der Eigenerfahrung und der lebhaften Vorstellung aus der Eigenperspektive (Eberspächer 2001) ein relativer Entspannungszustand unerlässlich. Bei vielen Patienten bietet

es sich an, unmittelbar vor dem Mentalen Training eine kurze Entspannungsübung durchzuführen, z.B. eine Atementspannung oder eine stark verkürzte Version der Progressiven Muskelrelaxation nach Jacobson (Hermann u. Eberspächer 1994).

Diese **Entspannungsübung** ist positiv für den Verlauf des Mentales Gehtrainings zu bewerten, denn sie lenkt zum einen die Aufmerksamkeit des Patienten auf die Körperwahrnehmung, zum anderen hat sie eine den Muskeltonus senkende und spannungsreduzierende Wirkung.

> ⓘ **Tipp**
>
> Für nötige Entspannungs- und Konzentrationsphasen sollte die therapeutische Umgebung **ausreichend Ruhe** und **vertraute Atmosphäre** ausstrahlen.

Das Mentale Training kann in methodischer Reihung durch das Mental-Sprachliche Training eingeführt und bis zum Mentalen Training aus der Innenperspektive weitergeführt werden (s. Teil C).

> ⊘ **Beachte**
>
> Die **effektivste Form des mentalen Trainierens** ist das Mentale Training aus der Innenperspektive.

Das Erreichen dieser Fertigkeitsstufe des Mentalen Trainings ist jedoch keinesfalls zwingend und von den zeitlichen Rahmenbedingungen wie auch von den Stärken und Vorlieben des Patienten abhängig.

Methodisches Vorgehen beim Mentalen Training

Die Trainingsform »**Mental-Sprachliches Training**« ist die für den Einstieg empfohlene Form des Mentalen Trainings.

Der Patient sollte in einem entspannten Zustand, mit geschlossenen Augen und im

Selbstgespräch seine individuelle Bewegungsanweisung sprechen. Hierbei sind besonders
die markierten und symbolisierten Knotenpunkte und deren zeitlich/rhythmischer Ablauf
zu trainieren.

> ℹ️ **Tipp**
>
> Man sollte es dem Patient überlassen, ob das
> Selbstgespräch laut durchgeführt wird oder
> eher ein inneres Sprechen darstellt.

> ❗ **Beachte**
>
> Der Patient sollte seinen Bewegungsablauf
> mental-sprachlich trainieren ohne dabei gleich-
> zeitig praktisch den Bewegungsablauf durch-
> zuführen.

In einer erweiterten Stufe bietet sich das **»Mentale Training aus der Beobachterperspektive«** an.
In der Praxis hat sich gezeigt, dass vielen Patienten das Mentale Training aus der Beobachterperspektive schwerer fällt als das Mentale Training aus der Innenperspektive. Hier sollte der
Therapeut in der methodischen Gestaltung fle-
xibel sein und die Empfindungen des Patienten
respektieren. Für die Effektivität des Verfahrens ist es unerheblich, ob nach dem Mental-
Sprachlichen Training direkt das Training aus
der Innenperspektive durchgeführt wird, oder
ob zunächst das Training aus der Beobachterperspektive vom Patienten als einfacher empfunden wird.

In der Praxis haben sich folgende Formulierungen für den Einstieg in das Mentale Training bewährt:

> ℹ️ **Tipp**
>
> – »Jetzt kommt etwas auf Sie zu, das hat noch
>   keiner von Ihnen verlangt. Schließen Sie
>   kurz die Augen und stellen sich vor, ein paar
>   Schritte zu gehen, ohne gleichzeitig tat-
>   sächlich zu gehen.«
> – »Versuchen Sie einmal, sich vier Schritte vor-
>   zustellen, also gehen Sie nur in Gedanken.«

> – »Man kann sich alles mögliche vorstellen,
>   z.B. auf einer grünen Wiese zu liegen, versu-
>   chen Sie doch mal sich einfach vorzustellen,
>   wie Sie ein paar Schritte gehen.«

Im anschließenden Gespräch kann der Therapeut durch geschicktes Nachfragen feststellen,
ob der Patient aus der Beobachterperspektive oder aus der Innenperspektive mental trainiert hat.

Hier haben sich folgende Formulierungen
in der Praxis bewährt:

> ℹ️ **Tipp**
>
> – »Haben Sie sich von außen gesehen, oder
>   haben Sie durch Ihre eigenen Augen gese-
>   hen und das Gehen gespürt?«
> – »Haben Sie gespürt oder gesehen, wie Sie
>   gegangen sind?«
> – »Haben Sie bei der Vorstellung ihre Beine
>   gespürt?«
> – »Haben Sie alles komplett nachempfunden
>   oder fehlten Körperteile, sind Sie rückwärts
>   gegangen oder gab es schwarze Stellen in
>   Ihrem Film?«
> – »Können Sie versuchen, in der Vorstellung
>   die Bewegung zu spüren, also die Bewegun-
>   gen ihres Körpers beim Gehen nachzuemp-
>   finden?«

**Ziel des Mentalen Trainings aus der Innenperspek-
tive** ist es, dass der Patient sich intensiv in die
inneren Prozesse hineinversetzt und versucht,
diese inneren Abläufe, die für eine optimale
Ausführung der Gehbewegung notwendig sind,
nachzuempfinden.

Dabei sollten so viel Sinnesmodalitäten wie
möglich Berücksichtigung finden. Der Patient wird aufgefordert, sich bei der vorgestell-
ten Bewegung die entsprechenden Sinnensaus-
drücke realitätsnah vorzustellen, d.h. er soll in
der Vorstellung:

– aus seinen Augen sehen,
– mit seinen Ohren hören und
– die Bewegung im eigenen Körper fühlen.

Es hat sich gezeigt, dass es den meisten Patienten leicht fällt, sich im Stehen die Gehbewegung vorzustellen. Dennoch sollte beim Mentalen Training die Position eingenommen werden, in der der Patient am besten und lebhaftesten seine Bewegungsvorstellung abrufen kann.

Ziel des Mentalen Trainings

Das wiederholte mentale Trainieren ist ein probates Mittel, die Bewegungsvorstellung zu stabilisieren (Thorndikschen Gesetz der Übung). Dies entspricht auch den Annahmen der Immenrothschen Restriktionshypothese zum Mentalen Training, die besagt, dass die wiederholende Bewegungsdurchführung in der Vorstellung weniger oder keinen Bewegungsfehlern unterworfen ist und somit schneller zu einer Bewegungsautomatisierung führen kann. Somit kann eine erfolgreiche Bewegungskonstruktionen die mentale Bewegungsrepräsentation verändern und durch den wiederholten Abruf durch das Mentale Training stabilisiert werden. Besonders die stabilisierende Wirkung des Mentalen Trainings trägt nun dazu bei, das eine stabilere mentale Bewegungsrepräsentation die neue Bewegungskonstruktionen positiv beeinflusst.

Die positive Beeinflussung der mentalen Bewegungsrepräsentation ist auch mit der Realisierung der Bewegung und deren Analyse verbunden.

12.6 Realisierung und Analyse

❗ **Beachte**

Die **Realisierung** der Bewegung ist die tatsächliche praktische Durchführung der Bewegung. Bei der **Analyse** soll der Patient selbst beurteilen, welche Bewegungshandlungen erfolgreich waren und welche weiterer Verbesserung bedürfen.

Im weiteren Verlauf des Mentalen Gehtraining liegt der Schwerpunkt in der eigenständigen Kontrolle und Verbesserung der Gehbewegung. Das bedeutet: der Therapeut moderiert lediglich die Therapieeinheiten, der Patient selbst wird zur eigeninitiativen Regulierung seiner Gehbewegung angeleitet. Formal kann dieser Schwerpunkt in zwei Teile gegliedert werden:
- Realisierung der Bewegung,
- Analyse.

Realisierung der Gehbewegung

Der Patient versucht in der tatsächlichen praktischen Durchführung, der gerade mental trainierten Gehbewegung möglichst nahe zu kommen. Dabei wird er vom Therapeuten aufgefordert, möglichst genau seine vorgestellte Bewegung umzusetzen und aufmerksam darauf zu achten, an welchen Bewegungsabschnitten seine Bewegungsausführung seiner Vorstellung entspricht und an welchen Stellen er Defizite oder besonders positive Auffälligkeiten bemerkt.

Analyse des Patienten

In einem Gespräch zwischen Patient und Therapeut berichtet der Patient:
- Was entsprach bei der Realisierung der Gehbewegung der idealen Vorstellung?
- An welcher Stelle sind welche Umsetzungsschwierigkeiten aufgetreten?
- Welche Verbesserungen sind notwendig?

Die erkannten Umsetzungsschwierigkeiten bilden die Grundlage für eine Differenzierung und Modifikation der Bewegungsvorstellung und damit der mentalen Bewegungsrepräsentation. Erkannte Umsetzungserfolge führen zu einer gestärkten Kompetenzerwartung hinsichtlich der Fähigkeit, die trainierte Gehbewegung unter den entsprechenden Bedingungen optimal umzusetzen.

Der Patient ist nun eigenständig und differenziert in der Lage, seine Gehbewegung zu regulieren. Der Therapeut ist lediglich Moderator, der die fortschreitende Differenzierung in der Analyse und die fortschreitende Stabilisierung der optimierten Gehbewegung begleitet und anregt.

12.7 Häufige Fragen zur praktischen Durchführung des Mentalen Gehtrainings

Empfiehlt sich Mentales Gehtraining bei Patienten, die noch auf Gehhilfen angewiesen sind?

Mentales Gehtraining ist bei Patienten, die noch auf Gehhilfen angewiesen sind, genauso wirkungsvoll einzusetzen, wie bei Patienten ohne Gehhilfen. Zu beachten ist jedoch, dass beim Mentalen Training aus der Innenperspektive (wie auch beim Mentalen Training aus der Beobachterperspektive) die eingesetzten Gehhilfen, z. B. Unterarmgehstützen, nicht in die Bewegungsvorstellung integriert werden sollten.

Das Gehen an Unterarmgehstützen ist zwar bei vielen Patienten die momentan realistische Gehbewegung, allerdings sollten sich auch bei dem Gebrauch von Gehstützen beim Gehen exakt die gleichen Bewegungsabläufe abspielen wie ohne Unterarmgehstützen. Die Unterarmgehstützen haben lediglich die Funktion, in der Standphase des betroffenen Beines Belastungsspitzen wegzunehmen. In naher Zukunft soll der operierte Patient den an Unterarmgehstützen erlernten Bewegungsablauf ohne die Gehhilfen durchführen. Deshalb ist der Aufbau einer Bewegungsvorstellung ohne Gehhilfen eher förderlich und kann dazu beitragen, Ängste und Unsicherheiten beim freien Gehen ohne Unterarmgehstützen vorzubeugen.

Der Patient hat Schwierigkeiten, sich Bewegung vorzustellen!

Der Patient wird beim Therapieverfahren Mentales Gehtraining aufgefordert, sich die Ausführung einer Bewegung vorzustellen. Dies kann für den ein oder anderen Patienten befremdlich wirken, so dass Hemmungen beim lebhaften Vergegenwärtigen auftreten können. Der Patient ist in der neuen, oft ungewohnten Rolle, die Inhalte der Therapie selbst bestimmen zu müssen. Hier kann der Therapeut den Prozess der Entwicklung einer Bewegungsvorstellung stützen und fördern. Dies erfordert von Therapeuten, sich empathisch in die Lage des Patienten hineinzuversetzen und ihm mit anschaulichen Beispielen oder Hilfestellungen den Weg zu einer Bewegungsvorstellung zu ebnen.

Es kann hilfreich sein, den Patienten aufzufordern, sich eine ganz bestimmte Gehstrecke vorzustellen, beispielweise die nächsten fünf Schritte. Das Motorische Training kann ebenfalls genutzt werden, den Patienten für intern ablaufende Vorgänge zu sensibilisieren: Es macht unter Modifikation der Wahrnehmung den Patienten auf propriozeptive Vorgänge aufmerksam, die später in der Bewegungsvorstellung eine wichtige Rolle spielen.

Wie lange sollte der Patient beim Gehen die Bewegung per Selbstgespräch begleiten?

Das Erarbeiten einer wirkungsvollen individuellen Bewegungsanweisung ist zu Beginn des Mentalen Gehtrainings ein wesentlicher Baustein auf dem Weg zu einer angemessenen Bewegungsvorstellung. Der Patient soll lernen, mit den Gedanken seine Bewegung nachzuvollziehen und mit seiner individuellen Bewegungsanweisung eigenregulativ seine Gehbewegung zu steuern.

Das Ausführen der Gehbewegung bei gleichzeitigem Mitsprechen seiner individuellen Bewegungsanweisung ist ein wichtiger Zwischenschritt auf dem Weg zum Mentalen Training in der Form des Mental-Sprachlichen Trainings. Ist das Mental-Sprachliche Training bereits eingeführt, sollten die mentalen Bewegungsabläufe intensiviert werden und die Bewegungsrealisierung unabhängig von der individuellen Bewegungsanweisung erfolgen. Nach der erfolgreichen Einführung des Mental-Sprachlichen Trainings sollte beim praktischen Gehen die Bewegungsanweisung nicht mehr vom Patienten mitgesprochen werden.

Beschleunigt Mentales Gehtraining die Bewegungsautomatisierung?

Dem primären Ziel, wieder optimal gehen zu können, folgt natürlich das ebenso wichtige Ziel, die neu erlernte Bewegung auch möglichst schnell zu automatisieren. Viele Patienten beschäftigte bei der Anwendung des Mentalen Trainings der Zweifel:

«Ich will doch wieder gehen können ohne ständig darüber nachzudenken!» (Patient Z. n. Hüft-TEP, 1999).

Plausible Argumente aus der Motorikforschung bestätigt durch erste Untersuchungen (vgl. z. B. im Bereich des Spitzensports Panzer et al. 1999) zeigen, dass mentale Trainingsformen den Automatisierungsprozess beim Bewegungslernen beschleunigen können.

Nach Daugs (1993) betonen zahlreiche Modelle des motorischen Lernens den Prozess zunehmender Automatisiertheit als Ergebnis extensiven Übens. Bei der menschlichen Gehbewegung handelt es sich nachweislich (Buytendijk 1972; Jung 1984) nicht um einen genetisch fixierten Automatismus (primärer Automatismus), sondern um einen durch extensives Üben erworbenen Automatismus (sekundärer Automatismus). Deshalb nimmt beim Wiedererlernen der Gehbewegung – mit dem Ziel der Bewegungsautomatisierung – extensives Üben eine zentrale Rolle ein.

Extensives Üben ist dabei nicht passive, monotone und rein quantitative Zunahme der Bewegungsbahnung, sondern eine aktive, ganzheitliche Auseinandersetzung mit der Bewegung (Daugs 1993). Daugs u. Blischke (1996) sprechen von einer funktionalen Einheit von Bewegungsvorstellung und Bewegungsausführung im Rahmen von Bewegungsautomatisierungsprozessen.

Beim Mentalen Gehtraining kann der ständige Wechsel von Mentalem Training und dem tatsächlichem Realisieren der Gehbewegung als beschleunigend für den Automatisierungsprozess der neu erlernten Gehbewegung angesehen werden.

Der fortgeschrittene Automatisierungsprozess lässt sich in der Praxis des Mentalen Gehtrainings oft an einem veränderten Bewegungserlebens feststellen. Die Bewusstseinspflichtigkeit nimmt ab, die Bewusstseinsfähigkeit bleibt jedoch erhalten. Daugs (1993) spricht von einer Aufmerksamkeitsverlagerung, von einer Detailkontrolle hin zu einer Globalkontrolle. Dies verdeutlichen Patientenäußerungen wie: »Es geht wie von selbst«, »Ich muss gar nicht mehr daran denken!«

Trägt Mentales Gehtraining zur Sturzprophylaxe bei?

Zu den Zielen einer Gehschule gehört neben der Bewegungsoptimierung und Bewegungsautomatisierung die Bewegungssicherheit und damit die Sturzprophylaxe (Marshall 1988; Vellas et al. 1997). Dabei spielt die Angst vor Stürzen eine entscheidende Rolle. Untersuchungen zeigen, dass Patienten, die Angst vor Stürzen haben, gehäuft Gleichgewichts- und Gehstörungen aufweisen (Vellas et al. 1997); Gleichgewichts- und Gehstörungen wiederum korrelieren signifikant mit Stürzen (Cwikel et al. 1995; Verfaillie et al. 1997).

Mentalem Gehtraining kann eine sturzprophylaktische Wirkung zugeschrieben werden, da der Patient in Problemsituationen auf seine Bewegungsvorstellung und auch auf eine individuelle Bewegungsanweisung zurückgreifen kann. Dies entspricht Untersuchungen und Erfahrungen zum Einsatz des Mentalen Trainings im Hochleistungssport, die auf die stabilisierenden Wirkungen des Mentalen Trainings verweisen (Eberspächer 1993, 2001; Hermann u. Eberspächer 1994; Carter u. Kelly 1997). Die stabilisierende Wirkung des Mentalen Trainings wird dabei in zwei Richtungen beschrieben: zum einen in der Optimierung der Bewegungsausführung selbst, zum anderen hinsichtlich der Gewissheit auf eine Bewegungsvorstellung zurückgreifen zu können, im Sinne einer zweckmäßigen Selbstwirksamkeitsüberzeugung.

Wie viele Knotenpunkte sollen zum Aufbau einer individuellen Bewegungsanweisung vom Patienten markiert werden?

Der Aufbau einer Bewegungsvorstellung ist an die Erarbeitung einer individuellen Bewegungsanweisung gebunden, die aus individuell relevanten Knotenpunkten der Gehbewegung besteht. Diese Knotenpunkte sind vom Patienten durch bewusste Propriozeption zu markieren.

Wichtig dabei ist, dass die Knotenpunkte kurz und prägnant markiert werden, so dass sie bei der Bewegung wie auch im Mental-Sprachlichen Training im zeitlichen Rhythmus der Bewegung gesprochen werden können. Dies erfordert auch, die Anzahl der Knotenpunkte zu begrenzen. In der Praxis des Mentalen Gehtrainings hat sich die Anzahl von zwei bis drei Knotenpunkte als besonders geeignet herausgestellt, je nach Zielstellung des Mentalen Gehtrainings kann auch nur ein Knotenpunkt ausreichen oder aber auch vier Knotenpunkte möglich sein. Mehr als vier Knotenpunkte sind für die individuelle Markierung der Gehbewegung nicht zu empfehlen.

Bis zu welchem Alter ist es sinnvoll, Mentales Gehtraining in der Rehabilitation einzusetzen?

Der wirkungsvolle Einsatz des Mentalen Gehtrainings ist weniger an das Alter der Patienten gebunden, als vielmehr an eine grundsätzliche Bereitschaft, sich auf ein mentales Trainingsverfahren einzulassen und eigeninitiativ sich am Therapieablauf zu beteiligen. Diese limitierenden Faktoren sind auch bei der Frage nach den kognitiven Fähigkeiten der mental trainierenden Patienten einzig relevant. Da das Verfahren dafür konzipiert ist, für den einzelnen Patienten verstehbar und handhabbar zu sein, spielen kognitive Fähigkeiten für den erfolgreichen Einsatz des Mentalen Gehtrainings eine untergeordnete Rolle.

In der bisherigen Erfahrung konnte mit einem Altersspektrum von 18-jährigen bis 90-jährigen Patienten erfolgreich das Mentale Gehtraining durchgeführt werden.

Ist Mentales Gehtraining auch bei Schmerzen des Patienten einzusetzen?

Es wurde bereits bei der Entwicklung der individuellen Bewegungsanweisung darauf hingewiesen, dass die Bewegungen, die später mental trainiert werden sollen, ausschließlich im schmerzfreien Bereich durchzuführen sind (s. Kap. 12.2). Da Schmerzen jede funktionelle Bewegungsvorstellung überlagern, ist für die Erarbeitung einer individuellen Bewegungsanweisung und bei den Varianten des Motorischen Trainings unbedingt auf schmerzfreie Bewegungsdurchführung zu achten.

Es hat sich bei Patienten mit starken Bewegungsschmerzen als vorteilhaft erwiesen, den Bewegungsraum Wasser zum Aufbau einer Bewegungsvorstellung zu nutzen. Im Wasser ist die Gewichtskraft reduziert, so dass Bewegungen, die im Trockenen schmerzhaft sind, im Wasser oft problemlos durchgeführt werden können. Somit hat der im Wasser mental Trainierende die Möglichkeit, Bewegungsaspekte der Gehbewegung zu erfahren und in die Bewegungsvorstellung aktiv zu integrieren, die im Trocken nicht durchführbar wären.

Wie viel Zeit muss man für das Mentale Gehtraining im Rahmen einer Therapie veranschlagen?

Zunächst muss betont werden, dass das Mentale Gehtraining nicht als eigenständige Anwendung zu verstehen ist, sondern vielmehr als integrativer Teil der Therapie, die durch den Therapeuten für jeden Patienten individuell zusammengestellt wird. So lässt sich das Mentale Gehtraining in jede Therapieform integrieren und kann beispielsweise zu jeder Einzelbehandlung einige Minuten durchgeführt werden.

In der Evaluation des Therapieverfahrens (Mayer 2001) konnte in einer 3-wöchigen Anschlussheilbehandlung, bei drei halbstündigen Terminen pro Woche eine zufriedenstellende Effektivität des Verfahrens nachgewiesen werden.

12

Wirkungsweisen des Therapieverfahrens Mentales Gehtraining

In einer Evaluationsstudie bei Patienten nach Hüfttotalendoprothese (Mayer 2001) konnte gezeigt werden, dass Mentales Gehtraining nicht nur positive Auswirkungen auf die Bewegungsausführung hat, sondern besonders der deutliche Anstieg der aktiven problemorientierten Krankheitsverarbeitung für das salutogene Potential des Verfahrens spricht. Das salutogene Potenzial scheint die herausragende Qualität des Verfahrens zu sein.

13.1 Mentales Gehtraining zur Optimierung der Bewegungsausführung

Durch die Differenzierung und Stabilisierung einer mentalen Bewegungsrepräsentation, die als Prüf- und Führungsgröße die Bewegungsausführung reguliert und so die Funktion einer internen Steuerungsinstanz einnimmt, soll eine optimierte Bewegungsausführung der Gehbewegung erreicht werden.

Mentales Gehtraining wirkt sich bei Patienten nach Hüfttotalendoprothese nachweislich positiv auf relevante kinematische Aspekte der Gehbewegung (Olsson et al. 1986), wie Gehgeschwindigkeit, Schreitlänge und Standphasenanteil aus.

Dieses Ergebnis stützt eine abschließende Bewertung des Therapieerfolgs durch unabhängige Experten. Sie bescheinigen Patienten, die mit Mentalem Gehtraining therapiert wurden, einen deutlich höheren Therapieerfolg als Patienten, die mit einer herkömmlichen Gehschule das Gehen wieder lernen sollten.

Die von Mayer (2001) durchgeführte Studie kann als erster Nachweis für die positiven Auswirkungen des Mentalen Gehtrainings auf die Bewegungsausführung angeführt werden.

Neben dem positiven Effekt des Mentalen Gehtrainings auf die Bewegungsausführung scheint sich das Verfahren zur Umsetzung der salutogenen Idee hervorragend zu eignen.

13.2 Mentales Gehtraining zur Umsetzung des Salutogenese-Modells

Spricht man von salutogenem Potential, geht es um die Frage, inwieweit das Therapieverfahren Mentales Gehtraining den Anforderungen des modernen und innovativen Gesundheitsmodell der Salutogenese genügen kann. Wie in Teil A des Buches ausführlich beschrieben, vollzieht das von Antonovsky (1997) in die Gesundheitsdiskussion eingebrachte Modell der Salutogenese einen fundamentalen Perspektivenwechsel für das Verständnis von Krankheit und Gesundheit.

Für die therapeutische Praxis bedeutet dieser Ansatz, dass therapeutische Verfahren erst dann grundlegende Therapieziele erreichen, wenn die therapeutische Intervention für den einzelnen Patienten verstehbar, handhabbar und bedeutsam ist (s. Teil A, Kap. 3).

Mentales Gehtraining ist für den Patienten verstehbar

Ziel des Mentalen Gehtrainings ist der Aufbau einer angemessenen Bewegungsvorstellung, die über regelmäßiges und systematisches Training zu einer differenzierten und stabilen mentalen Bewegungsrepräsentation führen soll.

Beim Aufbau der Bewegungsvorstellung spielt die Wahrnehmung der Bewegung, also die bewusste Propriozeption die entscheidende Rolle. Dies bedeutet, dass Mentales Gehtraining im Erleben des Patienten, d.h. ausschließlich in der Wirklichkeit des Patienten stattfindet.

> **ⓘ Tipp**
>
> Bei der Erarbeitung der individuellen Bewegungsanweisung wird der Patient z. B. aufgefordert, sein Erleben zu benennen. Diese Kurzformeln machen nur für den Patienten Sinn – sie sind allerdings auch nur für ihn verstehbar.

❗ Beachte

Durch den Einsatz des Mentalen Gehtrainings beim Wiedererlernen der Gehbewegung steht zwangsläufig das Erleben des Patienten im Mittelpunkt. Deshalb ist **Mentales Gehtraining für den Patienten verstehbar**.

Mentales Gehtraining ist für den Patienten handhabbar

Da beim Mentalen Gehtraining Bewegungsvorstellungen eine entscheidende Rolle spielen, merkt der Patient, dass seine Wirklichkeit Austragungsort und damit Mittelpunkt des Therapieverfahrens ist und er eigenverantwortlich die Zielsetzung der Therapie bestimmt. Das Erleben am eigenen verstehbaren Therapieziel zu arbeiten ist motivierend und trägt dazu bei, dass der Patient sich weiterhin vermehrt eigeninitiativ am Therapieprozess beteiligt.

ℹ️ Tipp

Der Patient erarbeitet eine individuelle Bewegungsanweiung, die für ihn Sinn macht. Damit ist er in der Lage, außerhalb von therapeutischem Kontext mit dieser Bewegungsanweisung zu trainieren. Er weiß, dass er keine Fehler macht, obwohl er nur nach eigenen Vorgaben – seiner individuellen Bewegungsanweisung entsprechend – handelt.

Durch das frühe eigenverantwortliche Handeln und der Möglichkeit, außerhalb von Therapie, Therapeut und Institution zu trainieren, trägt Mentales Gehtraining entscheidend dazu bei, dass sich der Patient vom therapeutischen Kontext unabhängig und in selbstständiger Verantwortlichkeit für die eigene Sache erlebt.

❗ Beachte

Die Erfahrung des Patienten eigeninitiativ am eigen Ziel arbeiten zu können, ist kurz als Handhabbarkeit zusammenzufassen.

Mentales Gehtrainings ist für den Patienten bedeutsam

Bedeutsamkeit ist für Antonovsky das motivationale und damit das entscheidende Element des Kohärenzsinns.

❗ Beachte

Mentales Gehtraining führt dazu, dass der Patient seine Situation nicht nur als veränderbar erlebt, sondern erfährt, wie er **eigeninitiativ** und **ohne fremde Hilfe** an einem positiven Therapieergebnis arbeiten kann.

Er erlebt nicht nur seine aktive Kompetenz, die maßgeblich für einen erfolgreichen Verlauf des Mentalen Gehtrainings ist, sondern sieht zudem, dass sein Verhalten auch zu dem erwünschten Ergebnis führt. Außerdem wird durch das frühzeitige Einbeziehen individuell relevanter Umweltbezüge beim Mentalen Gehtraining die Einsicht gestärkt, dass das Therapieergebnis, an dem der Patient arbeitet, auch die individuell erwünschten Folgen, nämlich die optimierte Bewältigung des Alltags und des Berufslebens nach sich zieht.

ℹ️ Tipp

Die Bedeutsamkeit des Mentalen Gehtrainings kann man daran erkennen, wie engagiert der Patient auch außerhalb von Therapie oder therapeutischer Einrichtung am seiner Gehbewegung eigeninitiativ trainiert.

Teil D im Überblick

Das Therapieverfahren Mentales Gehtraining kann problemlos in bestehende Therapieabläufe integriert werden und versteht sich auch nicht als Alternative zu bewährten Verfahren sondern vielmehr als effektive Ergänzung. Besonders herauszuheben ist das salutogene Potential des Verfahrens. Durch die Durchführung von Mentalem Gehtraining in der Therapie kann das Therapieziel Gehen zu können für den Patienten verstehbar, handhabbar und bedeutsam vermittelt werden, was für die Nachhaltigkeit der Methode spricht.

Literatur: Kap. 11–13

Antonovsky A (1997) Salutogenese: Zur Entmystifizierung der Gesundheit. DGVT, Tübingen

Beckers D, Deckers J (1997). Ganganalyse und Gangschulung. Springer, Berlin Heidelberg New York

Bruckner J (1998a) The gait workbook. Slack, Thorofare

Bruckner J (1998b) People Walking: Pathological Patterns and Normal Changes Over the Life Span. Slack, Thorofare

Busch E von, Salzmann K, Sammet F (1993) Mototherapie bei einer psychogenen Gangstörung. In: Hölter G (Hrsg). Mototherapie mit Erwachsenen (S 127–139). Hofmann, Schorndorf

Buytendijk FJJ (1972) Allgemeine Theorie der menschlichen Bewegung. Springer, Berlin Heidelberg New York

Carter JE, Kelly AE (1997) Using Traditional and Paradoxical Imagery Interventions With Reactant Intramural Athletes. The Sport Psychologist 11:175–189

Cochran BG Van (1988) Orthopädische Biomechanik. Enke, Stuttgart

Cwikel J, Fried AV, Galinsky D, Ring H (1995) Gait and acitivity in the elderly: implications for community falls-prevention and treatment programms. Disability and Rehabilitation, 17(6):277–280

Daugs R (1993) Automatismen und Automatisierung in der menschlichen Motorik. In: Daugs R, Blischke K (Hrsg). Aufmerksamkeit und Automatisierung in der Sportmotorik (S 32–55). Academia, St. Augustin

Daugs R, Blischke K (1996) Sportliche Bewegung zwischen Kognition und Motorik. In: Daugs R, Blischke K, Marschall F, Müller H (Hrsg). Kognition und Motorik (13–36). Czwalina, Hamburg

Eberspächer H (1993) Sportpsychologie. Rowohlt, Reinbek

Eberspächer H (2001) Mentales Training. Ein Handbuch für Trainer und Sportler. Copress, München

Eberspächer, H, Immenroth, M (1999) Mentales Training – hilft es auch dem modernen Chirurgen? Zentralblatt für Chirurgie 124:895-901

Frey M (1997) Gangabweichungen und Ganganalyse bei orthopädischen Erkrankungen. In: Hans-Ruland-Stiftung für Rehabilitationsforschung Bad Herrenalb/Waldbronn. Die Ganganalyse in der interdisziplinären Rehabilitation. 6. Vortragsveranstaltung (92–110). Hans-Ruland-Stiftung, Bad Herrenalb/Waldbronn

Gage JR, Deluca PA, Renshaw TS (1995) Gait Analysis: Principles and Applications. The Journal of Bone and Joint Surgery 77-A (10):1607–1623

Hennerici M. (1997) Die Analyse des Menschlichen Ganges. In: Hans-Ruland-Stiftung für Rehabilitationsforschung Bad Herrenalb/Waldbronn. Die Ganganalyse in der interdisziplinären Rehabilitation. 6. Vortragsveranstaltung (S 28–35). Hans-Ruland-Stiftung, Bad Herrenalb/Waldbronn

Hermann H-D, Eberspächer H (1994) Psychologisches Aufbautraining nach Sportverletzungen. BLV, München

Inman VT (1993) Human Locomotion. Clinical orthopaedics and related research 288:3–9

Jerosch J, Heisel J (1996) Endoprothesenschule. Rehabilitations- und Betreuungskonzepte für die ärztliche Praxis. Deutscher Ärzte-Verlag, Köln

Jung R (1984) Zur Bewegungsphysiologie beim Menschen: Fortbewegung, Zielsteuerung und Sportleistungen. In: Berger W, Dietz V, Hufschmidt A, Jung R, Mauritz K-H, Schmidtbleicher D (Hrsg). Haltung und Bewegung beim Menschen (S 7–64). Springer, Berlin Heidelberg New York

Kietz G (1948) Der Ausdrucksgehalt des menschlichen Ganges. Barth, Leipzig

Marshall PH (1988) Towards the psychophysics of taking a step. Journal of Human Movement Studies 14:249–253

Mayer J (2001) Mentales Training – ein salutogenes Therapieverfahren zur Bewegungsoptimierung. Dr. Kovac, Hamburg

Miltner R, Simon U, Netz J, Hömberg V (1999) Bewegungsvorstellung in der Therapie von Patienten mit Hirninfarkt. Neurologie & Rehabilitation 5 (2):66–72

Miltner R, Netz J, Hömberg V (2000) Kognitive Therapie sensomotorischer Störungen. Krankengymnastik 52 (6):954–964

Mouret P (1997) Postoperative Nachbehandlung, Rehabilitation und gutachterliche Aspekte bei Patienten nach Hüftgelenkendoprothesen. In: Zichner L, Engelhardt M, Freiwald J (Hrsg). Sport bei Arthrose und nach endoprothetischem Einsatz (S 83–89). Ciba-Geigy, Wehr

Murray MP, Drought B, Kory RC (1964) Walking Patterns of Normal Men. The Journal of Bone and Joint Surgery 46-A (2): 337–360

Olsson E, Goldie I, Wykman A (1986) Total Hip replacement: a comparison between cemented (Charnley) and non-cemented (HP-Garches) fixation by clinical assessments

13

and objective gait analysis. Scandinavian Journal of Rehabilitation Medicine 18:107–116

Panzer S, Daugs R, Ehrig A (1999) Umstellung, Umstrukturierung, Umlernen von hochgeübten sportlichen Bewegungen – Ein Forschungsvorhaben. In: Roth K, Pauer T, Reischle K (Hrsg). Dimensionen und Visionen des Sports (190). Czwalina, Hamburg

Perry J (1992) Gait analysis. Slack, Thorofare

Rodriquez AA, Black PO, Kay A, Sherman J, Stellberg B, McCormick J, Roszkowski J, Swiggum E. (1996) Gait training efficacy using a home-based practice model in chronic hemiplegia. Arch Phys Med Rehabil 77, 8:801–805

Schüle K (2000) Sozial- und verhaltenswissenschaftliche Grundlagen der Sporttherapie. In: Schüle K, Huber G (Hrsg) Grundlagen der Sporttherapie (S 57–66). Urban & Fischer, München, Jena

Sudarsky L, Masdeu JC, Wolfson L (1997) Gait and Balance Impairment: An Overview. In: Masdeu JC, Sudarsky L, Wolfson L (eds) Gait disorders of aging. Falls and therapeutic strategies (S 1–13). Raven, New York

Vellas BJ, Wayne SJ, Romero LJ., Baumgartner RN, Garry PL (1997) Fear of falling and restriction of mobility in elderly fallers. Age and Ageing 26:189–193

Verfaillie DF, Nichols JF, Turkel E, Hovell MF (1997) Effects of Resistance, Balance and Gait Training on Reduction of Risk Factors Leading to Falls in Elders. Journal of Ading and Physical Activity, 5 (3):213–228

Weiss Th, Hansen E, Beyer L, Merten F, Nichelmann Ch (1995) Zentralnervöse Aktivierung beim mentalen Üben motorischer Fertigkeiten in der Rehabilitation nach Schlaganfall. In: Seidel EJ, Conradi E, Hübschner J, Scholle HC (Hrsg) Konzepte der Bewegungstherapie nach Schlaganfall (S 92–94). GFBB, Bad Kösen

Whittle MW (1991) Gait Analysis: An introduction. Butterwoth-Heinemann, Oxford

Wilsmann AC (1931) Charakterologische Bedeutung von Einzelmerkmalen des Ganges. Zeitschrift für Angewandte Psychologie, Suppl. 58:74–81

Winter DA (1991) The Biomechanics and Motor Control of Human Gait: Normal, Elderly and Pathological. University of Waterloo Press.

Wolf H (1998) Grundlagen der Krankengymnastik. In: Froböse I, Nellessen G (Hrsg) Training in der Therapie (S 89–105). Ullstein Medical, Wiesbaden

Mentales Gehtraining: Praxisbeispiele

Der menschliche Gang ist ein komplex vernetzter neurophysiologischer Bewegungsablauf, der die Unversehrtheit der Gelenke, der Gelenkpartner, der Muskulatur und der Nerven genauso zur Voraussetzung hat wie die präzise Interaktion afferenter, zentral integrativer und efferenter neuronaler Systeme (Frey 1997). Wegen seiner Komplexität, die naturgemäß an eine Vielzahl zwingender Voraussetzungen gebunden ist, können die Ursachen für eine Störung der Gehbewegung vielfältiger Natur sein. Um diesem Umstand gerecht zu werden, müssen Trainingsverfahren zur präventiven wie zur rehabilitativen Optimierung der Gehbewegung entsprechend komplex angelegt sein. Ein solches Verfahren ist das Mentale Gehtraining. Es konnte – im mittlerweile mehrjährigen praktischen Einsatz – bei einer Vielzahl von Krankheiten oder Einschränkungen, die zu einer Gehstörung führen, erfolgreich eingesetzt werden. Bei Patienten nach Hüft-Totalendoprothese war sein effektiver und effizienter Einsatz weitestgehend wissenschaftlich zu belegen (Mayer 2001).

Im folgenden Praxisteil des Buches wird jedoch nicht nur der Einsatz des Verfahrens bei Patienten nach Hüftgelenksersatz vorgestellt, sondern auch ein breites Spektrum an Krankheiten oder Einschränkungen, die als funktional für die Entstehung von Gangstörungen gesehen werden. Die dargestellten Patientenbeispiele sind ausgewählte Einzelfälle aus der praktischen Anwendung des Mentalen Gehtrainings, das dabei stets als ergänzendes Verfahren im Rahmen der herkömmlichen Physiotherapie angewandt wurde.

Drei, für das Mentale Gehtraining aus praktischer Sicht besonders relevante Patientengruppen, werden im Folgenden besprochen.

Patienten mit endoprothetischem Gelenksersatz nach Arthrose

Die Patienten haben sich oft über Jahre hinweg massive Schon- und Fehlhaltung beim Gehen angewöhnt. Die Herausforderung der Rehabilitation besteht nun darin, in einem relativ kurzen Zeitraum dieses automatisierte und für den Gelenksersatz unzweckmäßige Bewegungsmuster durch ein physiologisches zu ersetzen.

In der Rehabilitation dieser Patienten stellt sich für den Einsatz des Mentalen Gehtrainings die Frage nach dem effektivsten Zeitpunkt für den Therapiebeginn.

Zwei Patientenbeispiele stehen in diesem Kapitel im Mittelpunkt:
- eine Patientin mit Hüftgelenksersatz (s. Kap. 14.2, Patientenbeispiel A),
- eine Patientin mit Kniegelenksersatz (s. Kap. 14.3, Patientenbeispiel B).

Erstere wurde im Rahmen einer dreiwöchigen Anschlussheilbehandlung, Letztere unmittelbar postoperativ zwei Wochen in der erstversorgenden Klinik mit Mentalem Gehtraining behandelt.

Patienten mit prothetischem Gliedmaßenersatz nach Amputation

Hier tritt besonders die Schwierigkeit auf, einen mechanischen Gliedmaßenersatz gewissermaßen als neues Körperteil in den Bewegungsablauf zu integrieren. Die Patienten müssen in der Rehabilitation – je nach Art der Amputation und der Beschaffenheit der Prothese – völlig neue Bewegungsmuster erlernen, um mit der Prothese den Alltag bewältigen zu können.

In diesem Kapitel werden zwei Patientenbeispiele vorgestellt:
- Ein Patient, der nach einem Polytrauma u. a. mit einer Oberschenkelprothese versorgt wurde (s. Kap. 15.2, Patientenbeispiel C).
- Ein Patient, der nach Osteosakrom mit einer Umkehrplastik (Borggreve Van Nes) versorgt wurde (s. Kap. 15.3, Patientenbeispiel D).

Der zuerst genannte Patient ist im Rahmen einer dreiwöchigen Anschlussheilbehandlung mit Mentalem Gehtraining behandelt worden, der Letztere in einer mehrwöchigen Rehabilitationsmaßnahme.

Patienten mit zentralen Störungen

Bei diesem Befund ist die präzise Interaktion afferenter, zentral integrativer und efferenter neuronaler Systeme gestört. Bei diesen Störungen ist man in der Rehabilitation gefordert, in der gestörten Bewegung nicht nur ein effektorisches Problem zu sehen, wie es nach Günther (1980) implizit hinter allen peripher-somatische angreifenden Rehabilitationsverfahren zentral-motorischer Behinderungen steht. Vielmehr besteht die Herausforderung in der Rehabilitation, über geeignete Verfahren die zentral bewegungssteuernde mentale Bewegungsrepräsentation zu modifizieren, neu zu entwickeln und zu stabilisieren.

Auch in diesem Kapitel werden zwei Patientenbeispiele vorgestellt:

- Ein Patient mit Schlaganfall und dadurch ausgelöster Hemiparese (s. Kap. 16.2, Patientenbeispiel E).
- Eine Patientin mit der Diagnose Multiple Sklerose im Anfangsstadium (s. Kap. 16.3, Patientenbeispiel F).

Beide Patienten wurden in einer mehrwöchigen Rehabilitationsmaßnahme mit Mentalem Gehtraining behandelt.

Gelenkendoprothetik nach Arthrose

14.1 Besonderheiten des Krankheitsbildes

Degenerativen Gelenkerkrankungen sind unter der älteren Bevölkerung in einem Maß verbreitet, dass sie heute an der Spitze aller Invaliditätsursachen stehen und damit nicht nur ein sozialmedizinisches, sondern auch ein volkswirtschaftliches Problem ersten Ranges darstellen (Debrunner 1994).

Beschwerden bei degenerativen Gelenkerkrankungen beginnen im Allgemeinen schleichend. Die Patienten erfahren zunächst nur uncharakteristische Schmerzen, beispielsweise nach stärkerer Beanspruchung, denen sie vorerst wenig Beachtung schenken (Stadium I). Im Stadium II werden die Schmerzen stärker und häufiger, sie lassen sich jetzt lokalisieren und treten typischerweise oft bei den ersten Bewegungen nach längerem Liegen, Sitzen oder Stehen auf und verschwinden nach wenigen Schritten wieder. Das Stadium III der Arthrose kennzeichnet ein Ruheschmerz, der sowohl auf eine Entzündung der das Gelenk umkleidenden Weichteile als auch auf eine venöse Hypertonie im Bereich der Gelenkknochen zurückgeführt wird (Niethard u. Pfeil 1997).

Neben dem eigentlichen Schaden der degenerativen Veränderung der Gelenkstrukturen löst eine degenerative Gelenkerkrankung natürlich weitreichende physische Einschränkungen aus wie bespielsweise:

- Schmerzen,
- Fehlbelastungen,
- Einschränkungen der Beweglichkeit,
- Einschränkungen der Koordination,
- Einschränkung der Sensomotorik,
- Störung des Knochenstoffwechsels (Schüle u. Schnieders 2000).

Das oft einzige Zeichen des langsamen Fortschreitens einer degenerativen Gelenkserkrankung ist, dass Patienten allmählich, aber zunehmend, ihre Aktivität einschränken müssen. Sie nehmen Schonhaltungen ein bzw. versuchen, eingeschränkte Bewegungsfunktionen zu kompensieren, um die betroffenen Gelenke zu entlasten (Debrunner 1994).

Darüber hinaus spielen weitreichende psychosoziale Einschränkungen im Krankheitsprozess eine entscheidende Rolle wie beispielsweise:

- Bewegungsangst,
- Belastungsangst,
- eingeschränkte Bewegungsspontaneität,
- Leistungsverlust,
- Bedrohung wirtschaftlicher Existenz,
- Störung der Alltagsaktivitäten (Schüle u. Schnieders 2000).

Bevor sich schließlich Patienten, z.B. bei degenerativen Hüftgelenkserkrankungen, zum Einsatz eines künstlichen Gelenks entschließen, haben sie oft eine umfangreiche »Kranken- und Therapiekarriere« (Schüle 1997, S 115) hinter sich. Die Beschwerdedauer vor der Operation beträgt nach Schüle im Durchschnitt 6 Jahre.

Die operative Versorgung erfolgte in den meisten Fällen in Form eines mit Knochenzement fixierten Gelenkersatzes (Endoprothese), bis Erfahrungswerte nach Jahrzehnten zeigten, dass diese Verankerung der Endoprothese im Knochen nicht hinreichend dauerhaft ist. Bessere Ergebnisse erbrachte eine zementlose Prothesenfixation, die sich über Jahre als alternative Methode etablierte (Zichner 1997; Willert et al. 1996; Jerosch u. Heisel 1996). Heute haben sich Modularsysteme durchgesetzt, bei denen zusammensetzbare und austauschbare Prothesenteile Revisionsoperationen vereinfachen.

Ziel eines Gelenkersatzes nach Arthrose muss die wesentliche Verbesserung eines Schmerzgeschehens bei bestmöglichem Erhalt oder gar Verbesserung der Gehfunktion sein (Jerosch u. Heisel 1996). Beide Operationsziele tragen wesentlich zur Verbesserung der Lebensqualität des Patienten bei. Dennoch müssen Patient und Therapeut sich stets darüber im Klaren sein, dass ein Verschleißteil mit naturgemäß begrenzter Funktionsdauer integriert wurde.

Gerade deswegen müssen Bewegungsabläufe, die zur möglichst langen Funktionsfähigkeit der Prothese beitragen, erlernt werden. Dabei sind optimale Voraussetzungen für den Erfolg einer endoprothetischen Versorgung nicht allein durch eine korrekte Operation oder Implantatwahl gewährleistet, sondern besonders durch die individuelle postoperative Nachbehandlung der Patienten (Eckhardt u. Betz 1996; Mouret 1997).

Ein zentrales Therapie- und Trainingsziel der postoperativen Nachbehandlung ist das selbständige und funktionelle Gehen (Bronner 1992; Cluitmanns u. Pons 1997). Eine Bewegung, die jedoch bei arthrotisch veränderten Gelenken oft jahrelang durch Schmerzen wegen der gestörten Statik beeinträchtigt wurde und bei der die Betroffenen sich über Jahre Ausweichbewegungen und Schonhaltungen angewöhnt haben. Die physiologische Wiederherstellung schmerzfreier Gelenkfunktion allein ist in vielen Fällen nicht ausreichend, um das neue Gelenk auch funktionell einzusetzen. Angewöhnte Fehl- und Schonhaltungen werden vielfach auch nach Wiederherstellung der Gelenkfunktion beibehalten. Außerdem werden Schonhaltung und damit verbundene Fehlbelastung oft als Hauptbedingungen für Abnutzung und Destabilisierung der Prothesenverankerung und damit für frühzeitige Revisionsoperationen angesehen (Jerosch u. Heisel 1996).

🛈 Beachte

Das **Wiedererlernen der Gehbewegung** erhält zentralen Stellenwert in der Rehabilitation.

14.2 Endoprothese nach Coxarthrose

Durch die verbesserte Lebenserwartung nimmt die Zahl der an Coxarthrose erkrankten Patienten stetig zu. Im Alter von 65–74 Jahren leiden bereits ca. 2 % der Bevölkerung an mittelschweren oder schweren Coxarthrosen. Ein wichtiges Symptom der Coxarthrose ist die zunehmende Bewegungseinschränkung in der Hüftgelenksbeweglichkeit. Allmählich entwickeln sich Kontrakturen, besonders der Beuge- und Adduktionsmuskulatur. Dadurch kommt es zur Beckenkippung nach ventral, und die Lendenwirbelsäule wird lordotisch eingestellt. Die Rotationsbewegungen und die An- und Abspreizung sind stärker eingeschränkt als die Hüftbeugung und -streckung (Niethard u. Pfeil 1997).

Die operative Versorgung des sich versteifenden, arthrotischen Hüftgelenks durch Hüftendoprothesen wird heute zahlreich und sehr erfolgreich durchgeführt:

- Zahlreich, da allein in Deutschland jährlich etwa 150 000 Hüftendoprothesen implantiert werden, davon ca. 30 000 Revisionen (Balzli 2000). Vorsichtig geschätzt beziffert Schüle (1996) dabei die Kosten pro Patient auf ca. 10 000 Euro, was die gesundheitspolitische Relevanz der Hüftgelenksarthrose verdeutlicht.

- Erfolgreich, weil die Coxarthrose einerseits eine sehr schmerzhafte Erkrankung ist und das funktionelle Defizit als große Behinderung erlebt wird. Andererseits ermöglicht die Prothesenimplantation bereits nach relativ kurzer Zeit eine nahezu physiologische und schmerzfreie Beweglichkeit im Hüftgelenk (Starker et al. 1997).

Patientenbeispiel A

- Diagnose: Hüft-Totalendoprothese.
- Geschlecht: weiblich.
- Alter: 74.

Anamnese

Patientin A leidet seit über zehn Jahren an Arthrose im rechten Hüftgelenk. Durch die zunehmenden Schmerzen hat sich die Patientin eine Schonhaltung angewöhnt. Sie gibt selbst an, seit mindestens drei Jahren nicht mehr richtig zu gehen. Nach langer konservativer Behandlung hat sie sich zu einem Gelenkersatz entschlossen.

Patientin A wurde mit einer Hüft-Totalendoprothese mit zementierter Verankerung versorgt und befindet sich nun, zwei Wochen nach der Operation, in einer dreiwöchigen Anschlussheilbehandlung. Sie soll ihr operiertes Bein bereits voll belasten, benutzt jedoch ihre Unterarmgehstützen noch zur Sicherheit.

Gangbild

Die Patienten zeigt ein deutliches Duchenne-Hinken, als Kompensation des Trendelenburg-Phänomens, weil die Abduktoren der betroffene Seite das Becken nicht waagrecht halten können. In der terminalen Standphase zeigt die Patienten eine unvollständige Extension im Hüft- und Kniegelenk. Kompensiert wird dies durch Rumpfbeugung bzw. einer Ventralkippung des Beckens.

Mentales Gehtraining

Im einführenden Therapiegespräch wird Patientin A über das Verfahren und seinen Ablauf informiert. Auf die Frage nach den Therapiezielen nennt sie:

– Sicher und ohne Gehhilfen gehen.
– Schonhaltung überwinden.
– Einen möglichst normalen Gang erlernen.

Mit der Patientin wird besprochen, dass zunächst das Therapieziel »Optimierung der Gehbewegung« sinnvoll zu verfolgen ist. Anschließend versucht man dann gemeinsam, diese optimierte Bewegungsausführung auch ohne Gehhilfen umzusetzen. Um sich auf die exakte Bewegungsausführung konzentrieren zu können, wird der Patientin empfohlen, die Unterarmgehstützen noch einzusetzen.

Bewegungsbeschreibung

Im weiteren Gesprächsverlauf kommen Patientin und Therapeut überein, dass es zunächst Sinn macht, sich mit der normalen oder physiologischen Gehbewegung auseinander zu setzen.

Patientin A betrachtet daraufhin eine Videodarstellung der physiologischen Gehbewegung (Bruckner 1998).

Im Anschluss an die Bewegungsbeschreibung diskutieren Therapeut und Patientin am Modell einer Gliederpuppe, an welchen Phasen der Gehbewegung die Patientin ihre Gehbewegung noch optimieren kann. Bei Patientin A ist das zum einen die gleich große Schrittgestaltung links und rechts, was im Wesentlichen an der unvollständigen Extension im Hüft- und Kniegelenk liegt. Außerdem soll der Oberkörper in der Standphase aufrecht gehalten werden.

 Tipp

Um die Komplexität der Gehbewegung zu reduzieren, sollte nur eine Extremität – das betroffene Bein – betrachtet werden.

Am Modell der Gliederpuppe werden Patientin A nun die relevanten Funktionen des Gehens verdeutlicht und die drei Knotenpunkte »Auf«, »Gewicht« und »Ab« der extern vorgegebenen Bewegungsanweisung vermittelt.

 Tipp

An dem Modell der Gliederpuppe kann die Patienten ihre Vorstellung von der Gehbewegung umsetzen und der Therapeut kann feststellen, welche Bewegungen in der Vorstellung noch unzureichend differenziert sind.

Bewegungsanweisung

Die Patientin kann die drei Knotenpunkte direkt an der Gliederpuppe nachvollziehen. Im Anschluss daran versucht die Patientin, die drei Knotenpunkte der extern vorgegebenen Bewegungsanweisung beim eigenen Gehen umzusetzen. Es gelingt ihr sofort, und sie ist konzentriert und selbständig mit der Umsetzung beschäftigt.

ze Aufmerksamkeit der Körperwahrnehmung

> **ⓘ Tipp**
>
> Um die **extern vorgegebene Bewegungsan-
> weisung umzusetzen**, fordert man den Patien-
> ten auf, die Knotenpunkte »Auf«, »Gewicht«
> und »Ab« beim Gehen mitzusprechen. Hier
> hat sich gezeigt, dass es vielen Patienten leich-
> ter fällt, diese Bewegungsanweisung nicht laut
> zu sprechen, sondern sie sich selbst im inneren
> Selbstgespräch (für andere nicht hörbar) vor-
> zusagen.

Der Therapeut muss ihr klarmachen, dass diese extern vorgegebene Bewegungsanweisung
noch nicht zu einer Verbesserung ihres Gang-
bildes beiträgt, sondern dass erst aus der vorgegebenen Bewegungsanweisung eine **individuelle
Bewegungsanweisung** entwickelt werden muss.
Dazu nimmt Patientin A mit Hilfe des Therapeuten die für sie relevanten Phasen des Gangzyklus ein und versucht den Unterschied zwischen ihrer Schonhaltung und der gewünschten Sollbewegung herauszufinden. Patientin A
ist nun gefordert, die gewünschte Sollbewegung zu markieren. Sie wählt von sich aus folgende sprachliche Markierung für ihre Knotenpunkte:
- **Druck**: signalisiert Patientin A die Anspan-
  nung der Gesäßmuskulatur und Aufrich-
  tung des Oberkörpers in der mittleren
  Standphase (Ziel: Beckenstabilisierung).
- **Bleib**: signalisiert Patientin A die maximal
  schmerzfrei durchführbare Extension im
  Hüft- und Kniegelenk in der terminalen
  Standphase.

Die **individuelle Bewegungsanweisung von Patientin A** lautet: »Druck« – »Bleib«.

> **ⓘ Tipp**
>
> **Individuelle Knotenpunkte** lassen sich gut
> ermitteln, wenn der Patient die Augen schließt,
> um sich so besser auf seine Körperwahrneh-
> mung konzentrieren zu können. Kann sich der
> Patient beispielsweise in einem Gehbarren fest-
> halten, fühlt er sich sicher und kann seine gan-

widmen.

Patientin A arbeitet von nun an **selbständig
und eigeninitiativ** an ihrer Bewegungsausführung. Durch die für sie entwickelte individuelle Bewegungsanweisung ist sie in der Lage, sich
selbst zu korrigieren, wenn sie in ihre Schonhaltung zurückfällt. Die Patientin berichtet,
dass sie auf dem Flur vor ihrem Zimmer zwei-
mal täglich außerhalb der Therapie ihre Gehbewegung trainiert, indem sie beim Gehen ihre
individuelle Bewegungsanweisung mitspricht.
Patientin A trägt damit intensiv zur Entwicklung einer Bewegungsvorstellung bei, der eine
optimierte und differenzierte mentale Bewegungsrepräsentation zu Grunde liegt.

Durch Motorisches Training und Mentales
Training soll im weiteren Verlauf des Mentalen
Gehtrainings diese mentale Bewegungsreprä-
sentation differenziert und stabilisiert werden.

Motorisches Training

Zunächst soll Patientin A ihre **Körperwahrnehmung weiter intensivieren**, um die mentale
Bewegungsrepräsentation zu differenzieren.
Dazu eignet sich das **Motorische Training unter
Modifikation der Wahrnehmung**. Mit der Aufgabe, genau auf die Körperwahrnehmung zu
achten, setzt sie zunächst die Gehbewegung
mit geschlossen Augen, dann mit Gehörschutz
und schließlich mit geschlossenen Augen und
Gehörschutz um.

> **ⓘ Tipp**
>
> Beim Motorischen Training unter Modifikation
> der Wahrnehmung sollte der Patient lediglich
> die Augen schließen. Im Falle einer Unsicherheit
> kann er sie schnell wieder öffnen. Eine Augen-
> binde oder ähnliches ist aus Sicherheitsgrün-
> den **nicht** zu empfehlen.

Im Gehgarten der Klinik trainiert Patientin A
die Umsetzung ihrer Gehbewegung auf den verschiedensten Bodenbeschaffenheiten, auf Schrä-

gen und Stufen. Dabei spricht die Patientin stets ihre Bewegungsanweisung bei der Bewegungsausführung im leisen Selbstgespräch mit.

Durch Mentales Training lässt sich die mentale Bewegungsrepräsentation stabilisieren und die Automatisierung der erlernten Bewegung, die bisher nur hoch konzentriert von Patientin A umgesetzt werden kann, beschleunigen.

Mentales Training

Für Patientin A ist es am Anfang ungewohnt, sich eine Bewegung nur vorzustellen. Das Mental-Sprachliche Training ist für sie der ideale methodische Einstieg. Vor jeder Bewegungsrealisation trainiert die Patientin die Bewegung zuerst mental-sprachlich, d.h. sie ruft im Selbstgespräch ihre Knotenpunkte ab. Erst dann versucht sie, die Bewegung praktisch optimal umzusetzen.

Das Mentale Training aus der Beobachterperspektive ist für die Patientin beim mentalen Trainieren ein wichtiger Zwischenschritt auf dem Weg zum Mentalen Training aus der Innenperspektive. Beim Mentalen Training aus der Beobachterperspektive gelingt es der Patientin, sich den kompletten Bewegungsablauf vorzustellen.

> **ℹ Tipp**
>
> Es kommt häufig vor, dass Patienten in der Vorstellung nur das betroffene Bein sehen oder spüren. Der Bewegungsablauf läuft unvollständig, d.h. mit Lücken oder vielleicht sogar rückwärts ab. In diesem Fall gilt es, die individuelle Körperwahrnehmung für Prozesse und Vorgänge beim Gehen weiter zu sensibilisieren.

Vor dem »geistigen Auge« sieht sich die Patientin beim Gehen zu. Das kann sie beliebig lange durchführen. In Verbindung mit dem Motorischen Training unter Modifikation der Wahrnehmung gelingt es der Patientin auch immer mehr, die Innenperspektive bei der Bewegungsvorstellung einzunehmen.

Im weiteren Verlauf des Mentalen Gehtrainings liegt der Schwerpunkt in der eigenständigen Kontrolle und Verbesserung der Gehbewegung. Patientin A stellt sich ihre Bewegung aus der Innenperspektive vor, vergegenwärtigt sich ihre Bewegungsempfindungen beim Gehen. Im Anschluss versucht sie, bei der Bewegungsrealisierung möglichst exakt ihre Bewegungsvorstellung umzusetzen. In der Analysephase ist die Patientin selbständig in der Lage, über ihre Bewegungsausführung Auskunft zu geben. Dabei spielen längst nicht mehr nur die Hüftextension und die Beckenkippung eine Rolle. Die Patientin hat mittlerweile eine sehr differenzierte mentale Bewegungsrepräsentation von ihrer optimalen Gehbewegung und kann sich eigeninitiativ korrigieren.

14.3 Endoprothese nach Gonarthrose

Die Gonarthrose ist eine der häufigsten degenerativen orthopädischen Erkrankungen. Zunächst besteht ein Bewegungsschmerz des Kniegelenks, später dann auch ein Ruheschmerz. Die Gelenksbeweglichkeit ist eingeschränkt. Besonders bei unilateraler Arthrose imponiert die Achsfehlstellung.

Die Kniegelenksprothetik stellt sich nicht so problemfrei dar wie die Hüftgelenksprothetik. Gründe sind:

- die geringere Weichteildeckung,
- die polyzentrische Kniegelenksachse,
- die ausschließliche Bandführung des Kniegelenkes und
- die am Bewegungsspiel beteiligte große Anzahl von Gelenkpartnern (Finkbeiner 1998).

Bei der endoprothetischen Behandlung wird ein Oberflächengelenkersatz gegenüber Schaftprothesen wegen der besseren Langzeitergebnisse bevorzugt. Scharnierprothesen werden nur bei hochgradigen Achsenfehlstellungen, die nicht mehr durch Oberflächenersatzprothesen versorgbar sind, angewandt (Niethard u. Pfeil

1997). Finkbeiner berichtet 1998 von ca. 17 000 jährlich implantierten Kniegelenksprothesen.

Patientenbeispiel B

- Diagnose: Kniegelenk-Endoprothese (Schlittenprothese).
- Geschlecht: weiblich.
- Alter: 70 Jahre.

Anamnese

Patientin B leidet seit Jahren an Arthrose im Kniegelenk. Die arthrotischen Gelenksveränderungen äußerten sich bei Patientin B anfangs in leichten Schmerzen bei Überbelastung und nahmen in der letzten Zeit derart zu, dass die Patientin an einem stark deformierten, nicht mehr vollständig zu extendierenden Kniegelenk litt. Sie hatte sich in den letzten fünf Jahren daher eine deutliche Schonhaltung angewöhnt, bei der sie die Kniestreckung völlig vermied.

Patientin B wurde eine Schlittenprothese implantiert. Sie darf ihr Bein bis zur Schmerzgrenze voll belasten und benutzt zwei Unterarmgehstützen, um sich fortzubewegen. Bereits am zweiten postoperativen Tag beginnt das Mentale Gehtraining.

Mentales Gehtraining

Mit Patientin B wird zunächst in einem einführenden Gespräch das Ziel der Therapie besprochen. Sie gibt zu Beginn der Therapie an, dass sie große Angst vor dem Umgang mit ihrem neuen Gelenk hat, sie aber möglichst schnell wieder normal gehen möchte. Allerdings hat sie keine Vorstellungen darüber, wie sie ihr Knie bewegen soll und möchte nichts falsch machen. Das neue Kniegelenk bezeichnet sie als einen Fremdkörper: »Das gehört noch nicht zu mir«.

Gemeinsam besprechen Therapeut und Patientin, was denn die Aufgabe des Kniegelenks bei der Umsetzung der Gehbewegung ist. Um dies zu klären, wird der Patientin die Sollbewegung der Gehbewegung beschreiben. Die Bewegungsbeschreibung erfolgt anhand einer Fotoserie, wie sie von Beckers und Deckers (1997) veröffentlicht wurde.

Bewegungsbeschreibung

Patientin B analysiert selbständig die Bewegung des Kniegelenks und erkennt, dass die Extension und Flexion die Funktionen des Kniegelenks bei der Umsetzung der Gehbewegung darstellt. Sie erkennt, dass sie vor der Operation ihr Knie nicht so weit strecken konnte, wie es in der Sollbewegung beschrieben ist. Die Patientin nennt von sich aus ihr nächstes Therapieziel: die optimale Beugung und besonders die optimale Streckung im Kniegelenk.

Nach der Festlegung des Therapieziels wird der Patientin zur Umsetzung der physiologischen Extension- und Flexionsbewegung eine extern vorgegebene Bewegungsanweisung mit drei zentralen Knotenpunkten der Bewegung vermittelt. Im Rahmen des Mentalen Gehtrainings ist die Extension und Flexion im Kniegelenk als Vorübung für die Umsetzung der Gehbewegung zu verstehen. Dazu musste die extern vorgegebene Bewegungsanweisung zur Gehbewegung zunächst in eine Bewegungsanweisung zur Extensions- und Flexionsbewegung im Kniegelenk transferiert werden. In der frühfunktionellen Rehabilitation nach endoprothetischem Kniegelenksersatz enthält die extern vorgegebene Bewegungsinstruktion die Knotenpunkte:

- optimale Flexion,
- optimale Bewegungsverbindung von Flexion und Extension um die frontotransversale Achse,
- optimale Extension.

Die Knotenpunkte werden mit den Begriffen »Auf«, »Gerade« und »Ab« symbolisiert.

Bewegungsanweisung

An der Bilderreihe der Sollbewegung (Bewegungsbeschreibung) kann Patientin B die Knotenpunkte »Auf«, »Gerade« und »Ab« nachvollziehen und es gelingt ihr sofort, im Liegen mit dem nichtoperierten Bein die optimale Extensions- und Flexionsbewegung im Kniegelenk durchzuführen und dabei die Bewegungsanweisung mitzusprechen. Im weiteren Verlauf geht es darum, die Bewegungsanweisung »Auf«, »Gerade« und »Ab« in eine für Patientin B **individuelle Bewegungsanweisung** für die Bewegung an ihrem operierten Bein umzuwandeln. Dazu werden die drei Knotenpunkte optimale Flexion, optimale einachsige Bewegungsverbindung von Flexion und Extension und optimale Extension isoliert mit dem operiertem Bein durchgeführt.

> **ⓘ Tipp**
>
> Optimale Extension und Flexion bedeuten bei Patientin B die maximal von ihr **schmerzfrei** durchführbare Extension und Flexion im Kniegelenk (bei dorsalextendiertem Sprunggelenk).

Mit geschlossenen Augen und aktiver Körperwahrnehmung markiert nun die Patientin diese drei Knotenpunkte der Zielbewegung. Sie markiert sie mit folgenden Begriffen:

– »**Spannung**«: signalisiert Patientin B ein positives Spannungsgefühl, das die momentan maximale, schmerzfreie Flexion im Kniegelenk repräsentiert.
– »**Schiene**«: repräsentiert für Patientin B das Extendieren im Kniegelenk in der Sagittalebene. Sie hat das Bild einer Schiene vor Augen, in der ihr Knie ganz gerade läuft.
– »**Kehle**«: signalisiert Patientin B das Gefühl, wenn ihr Bein ganz gestreckt auf der Matratze liegt, und sie die Unterlage in der Kniekehle spürt.
  Dieses Bewegungsgefühl wird von Patientin B besonders positiv empfunden, da sie über Jahre hinweg ihr Knie nicht mehr ganz ausstrecken konnte.

Die **individuelle Bewegungsanweisung von Patientin B** lautet: »Spannung« – »Schiene« – »Kehle«.

Patientin B ist nun in der Lage, selbständig und eigeninitiativ an ihrer Extensions- und Flexionsbewegung zu arbeiten. Sie braucht keine Angst zu haben, Fehler zu machen, sondern hat die Gewissheit, die Bewegung selbst kontrollieren zu können. Durch die gesteigerte Körperwahrnehmung wird das Kniegelenk immer mehr von der Patientin als Bestandteil ihres Körpers akzeptiert und als funktionierend wahrgenommen.

Die Entwicklung und Differenzierung der individuellen Bewegungsanweisung trägt nun dazu bei, dass Patientin B eine differenzierte Bewegungsvorstellung entwickelt, also auch über eine optimierte und aktualisierte mentale Bewegungsrepräsentation verfügt, die durch Motorisches Training und Mentales Training positiv beeinflusst werden kann.

Motorisches Training

Im weiteren Therapieverlauf soll mit Hilfe des Motorischen Trainings durch Modifikation der Wahrnehmung (geschlossenen Augen, Gehörschutz) die bewusste Körperwahrnehmung des funktionierenden Kniegelenks intensiviert werden. Dies wird noch durch die Modifikation der Bewegungsgeschwindigkeit (Bewegungsdurchführung in Zeitlupe) verstärkt.

Mentales Training

Beim Mentalen Training gelingt es der Patientin sofort, sich die Bewegung aus der Innenperspektive vorzustellen. Das **Mentale Training aus der Innenperspektive** wird durch eine kurze Atementspannung eingeleitet und von Patientin B selbständig durchgeführt, wobei sie die Pausen zwischen dem für sie sehr anstrengenden Motorischen Training zum Mentalen Training aus der Innenperspektive nutzt. Durch die Verknüpfung des Mentalen Trainings mit der Entspannungsübung gelingt es der Patientin immer mehr, ein positives Gefühl für ihr operiertes Bein aufzubauen.

> **ⓘ Tipp**
>
> Besonders bei **ängstlichen Patienten** empfiehlt es sich, vor dem mentalen Trainieren eine **Entspannungsübung** durchzuführen.

Die Patientin weiß mittlerweile genau, welche Bewegung ihr gut tut und macht neben der schon optimalen Extensionsbewegung besonders in der Verbesserung der Flexion im Kniegelenk große Fortschritte.

Nach einigen Tagen soll Patient B die optimierte Kniegelenksextension und -flexion in der Gehbewegung umsetzen. Dazu wird die individuelle Bewegungsanweisung von der Patientin direkt in die Gehbewegung übertragen. Demnach symbolisiert die **Bewegungsanweisung von Patientin B**:

- »**Spannung**«: die Flexion des Kniegelenks beim Vorschwung (Mittlere Schwungphase).

- »**Kehle**«: die Extension des Kniegelenks beim Aufsetzen der Ferse (Intialkontakt).

Von Patientin B wird der Knotenpunkt »Schiene« der Extensions-Flexions-Bewegung im Kniegelenk übergangen, da die Bewegungsverbindung in der Sagittalebene zwischen Extension und Flexion bereits zuverlässig funktioniert und der Knotenpunkt »Schiene« den Rhythmus des Bewegungsablaufs Gehen im Mental-Sprachlichen Training stört.

Patient B kann erfolgreich ihre trainierte Extensions- und Flexionsbewegung in der Gehbewegung umsetzen. Es gelingt ihr – schnell und selbständig – eine Bewegungsvorstellung der Gehbewegung aufzubauen und diese Bewegungsvorstellung im Mentalen Training aus der Innenperspektive zu trainieren.

Prothesen ganzer Extremitäten

15.1 Besonderheiten des Krankheitsbildes

Die arterielle Verschlusskrankheit ist in zivilisierten Ländern die häufigste Ursache von Amputationen bei Erwachsenen, gefolgt von traumatischen Amputationen (Niethard u. Pfeil 1997). Das Behandlungsziel ist die Wiederherstellung der Funktion, für Beinamputierte also das Stehen und Gehen (Mehrtens et al. 1993).

Beinamputierte sollten – wenn immer möglich und so rasch als möglich – wieder zum Gehen kommen. Dazu müssen sie zunächst mit einer Prothese versorgt werden (Debrunner 1994). Mit einer Beinprothese soll der Amputierte ohne Schmerzen mit intensiver therapeutischer Unterstützung das Stehen und Gehen erlernen. Der Bewegungsablauf sollte möglichst flüssig und natürlich sein. Dies ist nach Debrunner (1994) im Normalfall mit den heutigen Prothesen weitgehend realisierbar.

Beim Wiedererlernen der Gehbewegung muss ein neues, mechanisches Körperteil in den Bewegungsablauf integriert werden.

❗ **Beachte**

Eine Prothese kann ein eigenes, lebendes Bein bei weitem nicht in jeder Beziehung ersetzen.

In vielen Fällen wird das dem Patienten erst bewusst, wenn er mit der Prothese versorgt wurde, denn sie:
- ist leblos,
- ist kraftlos,
- ist gefühllos,
- ist schlecht steuerbar,
- fühlt sich anders an,
- ist aus rein ästhetischen Gründen nicht mit einem natürlichen Bein vergleichbar.

Eine Prothese kann nie als Körperteil akzeptiert werden, aber sie ist für den Patienten ein unentbehrliches Mittel, um sein eigenes Leben unabhängig zu führen. Die einwandfreie Funktion ist dabei die erste Voraussetzung (Debrunner 1994).

Nach optimaler Stumpfversorgung justiert der Orthopädietechniker die Prothese und passt sie mit feinen Veränderungen an das Gangbild des Patienten an. Die Prothese muss in der Standphase des Ganges die Belastung durch den zu tragenden Körper im Einbeinstand mit genügend hoher Sicherheit bei einem möglichst natürlich wirkenden Gangbild tragen. Die Ausführung der Schwungphase soll in einer der Gehgeschwindigkeit entsprechenden Zeit erfolgen und zusammen mit der Kniebewegung ein harmonisch wirkendes Gangbild ermöglichen.

❗ **Beachte**

Der Orthopädietechniker ist bei der Justierung der Prothese auf die Aussagen des Patienten angewiesen.

Aufgrund einer undifferenzierten mentalen Bewegungsrepräsentation im Umgang mit der Prothese kann der Patient zunächst nicht sagen, ob eine Stellungskorrektur die angestrebte Wirkung erbrachte und wie er sie, zusammen mit der Motorik der Stumpfmuskulatur, zu einer möglichst sicheren und harmonisch wirkenden Gehbewegung vereinbart (Blumentritt 1997).

15.2 Oberschenkelamputation

Beim Gehtraining von Patienten mit Oberschenkelprothese muss berücksichtigt werden, dass der Patient lernen muss, zwei mechanische Gelenke in seiner Prothese zu beherrschen. Besonders der Verlust des Kniegelenks macht das Gehen zu einem Balanceakt. Der Patient sollte deshalb bereits zu Beginn des Gehtrainings alle technischen Möglichkeiten der Prothese kennen lernen, damit er diese später im alltäglichen Gehen voll ausnutzen kann (Rieble et al. 1986; Debrunner 1994).

Patientenbeispiel C

- Diagnose: Zustand nach Polytrauma mit Amputation des Oberschenkels.
- Geschlecht: männlich.
- Alter: 47 Jahre.

Anamnese

Nach einem schweren Verkehrsunfall wurde bei Patient C der Oberschenkel des linken Beines amputiert. Die Amputation erfolgt ca. 10 cm kranial des Kniegelenkes.

Patient C benutzt eine monozentrische Knieprothese (Jüpa-Knie), darf sein Bein voll belasten, benutzt zum Gehen allerdings zwei Unterarmgehstützen, da er mit der Prothese noch nicht zurechtkommt und Angst vor dem Stürzen hat.

Gangbild

Besonders auffällig ist die unvollständige Hüftextension in der terminalen Standphase, mit der eine verringerte Schrittlänge rechts verbunden ist. In der Schwungphase des betroffenen Beines wird die Knieflexion und -extension noch nicht im physiologischen Bewegungsrhythmus durchgeführt. Aufgrund von Gangunsicherheit zeigt der Patient eine deutlich erhöhte Spurbreite. Daraus folgt eine starke Transversalverschiebung des Rumpfes und eine Lateralflexion zur betroffenen Seite bei der Standphase.

Mentales Gehtraining

Patient C beschreibt seine Probleme beim Gehen folgendermaßen: Er habe die Funktion der Prothese weitgehend im Griff, allerdings habe er Angst, dass er beim Vorschwung des betroffenen Beines an seiner Gehhilfe hängen bleibt und stürzt. Er möchte Sicherheit im Umgang mit seiner Prothese bekommen, so dass er ohne die Unterarmgehstützen gehen kann. Außerdem soll das Gangbild flüssiger und unauffälliger werden. Um das erste Therapieziel zu verfolgen, also das Gangbild flüssiger

und unauffälliger zu gestalten, studieren Patient und Therapeut gemeinsam die Sollbewegung, das physiologische Gangbild, ein. Die Sollbewegung wird dem Patienten in Form einer Bilderreihe beschrieben (Beckers u. Deckers 1997).

Bewegungsbeschreibung

Der Patient bespricht mit dem Therapeuten anhand der Bewegungsbeschreibung genau den Ablauf des physiologischen Ganges, bezogen auf sein betroffenes Bein und den Einsatz der Prothese. Patient C beobachtet sehr genau:

- In welchen Phasen ist das Knie gebeugt?
- Wann wird die Knieflexion eingeleitet?
- Wie lange ist das Knie voll durchgestreckt?

Konfrontiert mit seinem eigenen Gangbild (das auf Video aufgezeichnet werden konnte) stellt Patient C fest, dass besonders die unvollständige Extension im Terminalstand dazu führt, dass die Schritte links und rechts deutlich unterschiedlich lang sind. Außerdem fällt dem Patienten auf, dass er mit zu breiter Spur geht und den Oberkörper beim Gehen zu stark mitbewegt (Duchenne-Hinken).

Im weiteren Verlauf des Mentalen Gehtrainings werden die zentralen funktionellen Knotenpunkte der physiologischen Gehbewegung durch die extern vorgegebene Bewegungsanweisung »Auf« – »Gewicht« – »Ab« dem Patienten vermittelt.

Bewegungsanweisung

Patient C kann die Relevanz der Knotenpunkte beim Gehen schnell erkennen, er hat aber zunächst Schwierigkeiten, mit der Prothese die Bewegungsanweisung umzusetzen. Er ist mit dem Umgang seiner Prothese so beansprucht, dass er sich nicht gleichzeitig auf eine Bewegungsanweisung konzentrieren kann.

Für den Therapeuten ist das ein wichtiger Hinweis, dass die extern vorgegebene Bewegungsanweisung »Auf« – »Gewicht – »Ab« nicht mit der Gehbewegung von Patient C korrespondiert.

ⓘ Tipp

Es wäre es unangebracht darauf zu beharren, dass der Patient korrekt mit der extern vorgegebenen Bewegungsanweisung umgeht. Mitunter ist es möglich, die Bewegungsanweisung zu verkürzen (z.B. »Auf«, »Ab«) oder aber möglichst schnell zu einer individuellen Bewegungsanweisung zu kommen.

❗ Beachte

Aus der extern vorgegebenen Bewegungsanweisung soll eine **individuelle Bewegungsanweisung** geformt werden, die den Patienten bei der Bewegungsausführung unterstützt und ihn nicht noch mehr beansprucht.

Für Patient C muss im Terminalstand eine Bewegungsanweisung erarbeitet werden, die sich aus folgenden Knotenpunkten zusammensetzt:

- Ein Knotenpunkt, der zu einer **verstärkten Extension im Hüftgelenk** führt.
- Ein weiterer Knotenpunkt, der zur **Verengung der Spur im Initialkontakt** führt.
- Ein Knotenpunkt für den **Mittelstand**, zur Stabilisierung des Oberkörpers.

Mit geschlossenen Augen werden die einzelnen Bewegungsphasen, also Terminalstand, Initialkontakt und Mittelstand isoliert in der gewünschten Position eingenommen. Der Patient soll nun ein charakteristisches Bewegungsgefühl für diese Position finden und es markieren. Patient C kommt selbständig auf eine Markierung und formuliert folgende Knotenpunkte:

- **»Innen«**: signalisiert Patient C, beim Initialkontakt die Ferse mittig aufzusetzen (Ziel: enge Spur).
- **»Druck«**: signalisiert Patient C, im Mittelstand den Oberkörper aufrecht über der Standfläche zu halten und nicht zur Seite abzukippen (Ziel: Oberkörperstabilisation im Mittelstand).
- **»Aab«**: signalisiert Patient C, im Hüftgelenk eine maximale Streckung durchzuführen. Das langgezogene »Aa« hat dabei eine rhythmische Funktion, die die Bewegung verlängern soll (Ziel: verbesserte Extension im Terminalstand).

Seine **individuelle Bewegungsanweisung** lautet: »Innen« – »Druck« – »Aab«.

Im Laufe der nächsten Therapieeinheiten wird mit Patient C die individuelle Bewegungsanweisung weiter differenziert. Dazu werden mit Patient C zunächst Aspekte des Motorischen Trainings eingesetzt.

Motorisches Training

Beim Motorischen Training eignet sich für Patient C zunächst die **Modifikation der Wahrnehmung**. Mit geschlossenen Augen versucht er, die Oberkörperstabilisierung im Mittelstand zu trainieren. Dabei hilft ihm sein Knotenpunkt »Druck«, die aufrechte Körperhaltung zu finden. In der weiteren Differenzierung und Stabilisierung der Bewegungsvorstellung macht Patient C den Vorschlag, den **dritten Knotenpunkt weiter auszubauen**. Der Knotenpunkt »Aab« führt nach seiner Ansicht noch nicht zur ausreichenden Schrittlänge rechts, so dass er die Extensionsbewegung durch die sprachliche Markierung »Aab rollen« weiter optimieren will.

Seine **modifizierte, weiterentwickelte individuelle Bewegungsanweisung** lautet: »Innen« – »Druck« – »Aab rollen«. Diese Weiterentwicklung der individuellen Bewegungsanweisung führt zu einer differenzierten Bewegungsvorstellung, der eine optimierte mentale Bewegungsrepräsentation zu Grunde liegt.

Der kontinuierliche Aufbau einer mentalen Bewegungsrepräsentation äußert sich in einer immer differenzierten Analyse der Gehbewegung des Patienten. Der Patient trainiert oft selbständig und versucht, seine Bewegung bis ins Detail zu erforschen. Durch weiteres Motorisches Gehtraining, besonders durch Modifikation der Umwelt erfährt Patient C, wie er seine optimierte Gehbewegung an verschiedene

Bodenbeschaffenheiten anpassen kann. Durch Mentales Training soll die mittlerweile optimierte und differenzierte mentale Bewegungsrepräsentation stabilisiert werden.

Mentales Training

Patient C hat keine Schwierigkeiten, seine individuelle Bewegungsanweisung zunächst mental-sprachlichen zu trainieren. Bei der Aufforderung, sich die Gehbewegung vorzustellen, gelingt es ihm, sich von Außen zu beobachten (Mentales Training aus der Beobachterperspektive). Beim Übergang in das Mentale Training aus der Innenperspektive berichtet Patient C, dass er nur die Standphase tatsächlich erlebt. In der Schwungphase, wenn er sein Bein wieder nach vorne bewegt, sieht er sich nach wie vor aus der Beobachterperspektive. Patient C wechselt während des Mentalen Trainings zwischen zwei verschiedenen Formen des Mentalen Trainierens:

- dem Mentalen Training aus der Beobachterperspektive und
- dem Mentalen Training aus der Innenperspektive.

Um die gesamte Bewegung aus der Innenperspektive nachzuvollziehen, wird auf das Motorische Training unter Modifikation der Wahrnehmung zurückgegriffen. Mit geschlossenen Augen und Gehörschutz versucht Patient C, durch bewusste Propriozeption die relevanten Signale aus dem betroffenen Bein wahrzunehmen. Bei Patient C sind das die charakteristischen, wahrnehmbaren Bewegungen im Stumpf, aber auch die Mechanismen der Prothese. Das Bewegungsgefühl, wenn die Prothese beschleunigt wird, deren Einrasten in der Extensionsstellung und das damit verbundene Gefühl der Sicherheit (»... jetzt kann nichts mehr passieren«) werden in die Bewegungsvorstellung integriert und deren Abruf beim Mentalen Training aus der Innenperspektive trainiert.

Im weiteren Verlauf des Mentalen Gehtrainings liegt der Schwerpunkt in der eigenständigen Kontrolle und Verbesserung der Gehbewegung. Patient C fällt es immer leichter, die Bewegungsvorstellung im Mentalen Training aus der Innenperspektive zu trainieren, die Gehbewegung dann entsprechend umzusetzen und positive Aspekte der Bewegungsrealisierung zu speichern und Umsetzungsfehler durch die richtige Bewegungsausführung in der Bewegungsvorstellung zu ersetzen. Er trainiert selbständig in den Fluren der Einrichtung und versucht langsam, die Gehbewegung ohne den Einsatz der Unterarmgehstützen umzusetzen. Patient C hat den Vorteil, dass seine Bewegungsvorstellung ohne das Einbeziehen von Unterarmgehstützen aufgebaut wurde.

Dennoch ergeben sich bei der Umsetzung Schwierigkeiten, denn Patient C hat Angst zu stürzen, und kann sich dadurch nicht ausreichend auf seine Bewegungsvorstellung konzentrieren. Es überwiegen Gedanken der Sturzvermeidung. Erst die Einsicht, dass die beste Sturzvermeidungsstrategie die konsequente Umsetzung seiner Bewegungsvorstellung darstellt, führt dazu, dass Patient C relativ sicher und zuversichtlich an dem Gehen ohne Unterarmgehstützen trainiert.

Um die Gedanken an einen Sturz zu vermeiden, konzentriert sich der Patient vor der Umsetzung des freien Gehens auf seine Atmung und versucht, die Atmung zu verlangsamen. Wenn der dadurch initiierte Entspannungseffekt eingetreten ist, vergegenwärtigt Patient C seine Gehbewegung aus der Innenperspektive. Anschließend versucht er, in der praktischen Realisierung der Gehbewegung dieser Vorstellung möglichst nahe zu kommen.

 Tipp

Die unmittelbare Nähe des Therapeuten – oder ein Geländer in Reichweite – erhöhen das Sicherheitsgefühl des Patienten.

Erste erfolgreiche Umsetzungsversuche steigern die Kompetenzerwartung des Patienten, so dass das Training des freien Ganges bald auch selbständig von Patient C durchgeführt werden kann.

15.3   Umkehrplastik

Als Folge eines Osteosakroms wird bei der Umkehrplastik in vielen Fällen der Fuß als Kniegelenksersatz replantiert (Umkehrplastik nach Borggreve Van-Nes) und prothetisch versorgt, um eine funktionell ungünstige hüftnahe Amputation zu vermeiden. Zunächst erfolgt die Resektion des Kniegelenkes und aller Weichteile mit Ausnahme des N. ischiadicus. Die Replantation des um 180° gedrehten Unterschenkels unter Verkürzung des Beines führt nun dazu, dass das Sprunggelenk als Kniegelenk fungiert und aktiv eine Unterschenkelprothese steuert. Auf der ganzen Welt sind nicht mehr als ca. 600 Personen, ausnahmslos jüngere Patienten und Kinder, die mit einer Umkehrplastik versorgt wurden. Diese geringe Zahl der Patienten mit einer Umkehrplastik sprechen nicht gerade für eine epidemiologische Relevanz des Krankheitsbildes. Da das Wiedererlernen der Gehbewegung mit einer Umkehrplastik eine besondere Herausforderung darstellt, soll dennoch ein mit Mentalem Gehtraining behandelter Patient mit Umkehrplastik vorgestellt werden.

Patientenbeispiel D

- Diagnose: Borggreve Van-Nes Plastik.
- Geschlecht: männlich.
- Alter: 26 Jahre.

Anamnese

Aufgrund eines Osteosarkoms im rechten Oberschenkel wurde Patient D mit einer Umkehrplastik versorgt. Patient D benutzt eine Prothese, darf 6 Monate das operierte Bein nur mit 30 kg belasten und muss deswegen an zwei Unterarmgehstützen gehen, mit denen er sich sehr sicher und zügig fortbewegt.

Gangbild

Der Patient zeigt eine deutlich verminderte Extension im Hüft- wie auch im Kniegelenk. Er geht mit breiter Spur, was eine unvollständige Körperschwerpunktübernahme rechts zur Folge hat. Deutlich ist außerdem eine Beckenanhebung rechts, die mit einer verminderten Kniegelenksflexion in der Schwungphase des betroffenen Beines zusammenhängt.

Mentales Gehtraining

Mit Patient D wird zunächst in einem einführenden Gespräch das Ziel der Therapie besprochen. Der Patient kann sehr differenziert und sachlich über seine medizinische Versorgung, die Funktion seiner Prothese und deren Einsatz beim Gehen berichten. Dementsprechend differenziert beschreibt er seine Probleme beim Wiedererlernen der Gehbewegung. Die Vorgabe der Teilbelastung stört nach seinen Angaben hauptsächlich den Bewegungsablauf in der Standphase: In der Standphase muss stets eine aktive Plantarflexion des Sprunggelenks durchgeführt werden. Außerdem behindert den Patienten, dass früher laterale Körperwahrnehmung des Unterschenkels durch die Umkehrplastik jetzt mediale Körperwahrnehmung ist.

Sein Ziel ist ein möglichst normaler, unauffälliger Gang. Dieser gewünschte unauffällige Gang ist wegen der Prothese an einen ganz bestimmten Bewegungsablauf im operierten Bein gebunden. Der Therapeut bespricht mit dem Patienten das weitere Vorgehen. Man kommt überein, dass es zunächst sinnvoll erscheint, sich mit der Sollbewegung genauer auseinander zu setzen, um zu analysieren, wie genau die optimale Bewegung aussehen kann. Dazu wird der Patient zunächst mit der physiologischen Gehbewegung konfrontiert. Diese Bewegungsbeschreibung erfolgt in einer standardisierten Videodarstellung nach Bruckner (1998).

Bewegungsbeschreibung

Die Bewegungsbeschreibung führt zu einer Auseinandersetzung des Patienten mit der Gehbewegung: Der Patient analysiert, inwieweit die physiologische Gehbewegung seiner Vorstellung einer optimalen Gehbewegung entspricht. Um die Analyse zu optimieren, wird eine Videoaufzeichnung der aktuellen Gehbewegung von Patient D angefertigt und mit der Aufnahme der physiologischen Gehbewegung verglichen. Er erkennt im Vergleich, dass sein Gangbild von der physiologischen Gehbewegung deutlich abweicht. Besonders die breite Spur und die verminderte Extension in der späten Standphase fallen ihm verbesserungsfähig auf. Gemeinsam mit dem Patienten wird nun geklärt, wie denn die individuell optimale Gehbewegung (Sollbewegung) auszusehen hat.

Patient D bemerkt, dass sein operiertes Bein bereits in der mittleren Schwungphase weiter in der Körpermitte geführt werden muss, was mit einer stärkere Knieflexion verbunden ist. Außerdem soll im Terminalstand eine stärkere Hüft- und Knieextension erfolgen.

Nach der Festlegung des konkreten Therapieziels, die Verbesserung der Extensionsbewegung des betroffenen Beines im Terminalstand und die engere Spur in der mittleren und terminalen Schwungphase bis zum Initialkontakt, wird dem Patienten zur Umsetzung der physiologischen Gehbewegung die extern vorgegebene Bewegungsanweisung mit den drei zentralen Knotenpunkten der Gehbewegung »Auf« – »Gewicht« – »Ab« vermittelt.

Bewegungsanweisung

Patient D kann an der standardisierten Videodarstellung der physiologischen Gehbewegung sehr schnell feststellen, das die Knotenpunkte »Auf« – »Gewicht« – »Ab« den physiologischen Gang in den zentralen funktionellen Aspekten repräsentieren. Es gelingt ihm sofort, die Elemente »Auf«, »Gewicht« und »Ab« in seiner Gehbewegung umzusetzen bzw. mit dieser Bewegungsanweisung zu gehen.

Patient D erkennt schnell, dass die extern vorgegebene Bewegungsanweisung für sein individuelles Therapieziel nicht direkt weiterführend ist. Er arbeitet daran, die Spurbreite und die Hüft- und Knieextension in der späten Standphase zu verbessern. Nun muss der Therapeut die extern vorgegebene Bewegungsanweisung zusammen mit dem Patienten in eine individuelle, auf sein Therapieziel hinführende Bewegungsanweisung umwandeln. Für Patient D müssen also für die mittlere bis terminale Schwungphase und für den Terminalstand Knotenpunkte gefunden werden, die zur Verengung der Spur und zur verbesserten Extension in Knie- und Hüftgelenk führen sollen.

Mit geschlossenen Augen werden die einzelnen Bewegungsphasen – mittlere Schwungphase und Terminalstand – isoliert in der gewünschten Position eingenommen. Patient D ist nun gefordert, ein charakteristisches Bewegungsgefühl für diese Position zu finden und es zu markieren. Er kommt mit der sprachlichen Markierung sehr gut zurecht und findet folgende Begriffe, die seine Knotenpunkte repräsentieren:

- »Drüber«: signalisiert beim Initialkontakt, die Ferse mittig aufzusetzen und im Mittelstand mit dem Körperschwerpunkt über dem Standbein zu bleiben (Ziel: enge Spur).
- »Spann«: signalisiert im Terminalstand, Hüft- und Kniegelenk bis zu einem angenehmen Spannungsgefühl zu strecken (Ziel: verbesserte Hüft- und Kniegelenksextension im Terminalstand).
- »Mitte«: signalisiert, das Bein in der mittleren Schwungphase dicht am Standbein nach vorne zu führen (Ziel: enge Spur).

Seine individuelle Bewegungsanweisung lautet: »Drüber« – »Spann« – »Mitte«.

Im Laufe der nächsten Therapieeinheiten wird mit Patient D die individuelle Bewegungsanweisung weiter differenziert. Er hat auch nach den ersten Sitzungen besonders im Terminalstand Schwierigkeiten mit der Extension. Nach Angaben des Patienten liegt dies an dem

Umstand, dass früher laterale Körperwahrnehmung des Unterschenkels durch die Umkehrplastik jetzt zu medialer Körperwahrnehmung geworden ist.

Patient D modifiziert deshalb seine individuelle Bewegungsanweisung zu: »Drüber« – »Zeh« – »Mitte«. »Zeh« repräsentiert nun die Abrollbewegung über den kleinen Zeh am rechten Fuß, verbunden mit der Extensionsbewegung in Hüft- und Kniegelenk.

Die Entwicklung und Differenzierung der individuellen Bewegungsanweisung trägt dazu bei, dass Patient D ein differenzierte Bewegungsvorstellung entwickelt, also auch über eine optimierte und aktualisierte mentale Bewegungsrepräsentation verfügt. Dies wird daran deutlich, dass er seine Gehversuche vermehrt kommentiert und analysiert. Er stellt bereits selbst fest, wann ihm ein Gangzyklus besonders gut gelungen ist, und wann ihm Fehler unterlaufen sind. Durch Motorisches Training und Mentales Training kann nun die mentale Bewegungsrepräsentation positiv beeinflusst werden.

Motorisches Training

Beim Motorischen Gehtraining bevorzugt Patient D das Gehen unter eingeschränkter Wahrnehmung (ohne zu sehen und ohne zu hören). So kann er besonders sensibel auf die Signale seines Körpers reagieren. Im Gehgarten erarbeitet sich der Patient Gemeinsamkeiten und Unterschiede der Gehbewegung auf den verschiedensten Bodenbeschaffenheiten. Besonders das kraftaufwendige, aber sehr intensive Bewegungserleben des »Gehens in Zeitlupe« bietet für ihn viele Informationen über den exakten Bewegungsablauf.

In einer weiteren Variante des Motorischen Gehtrainings versucht Patient D, ohne seine Prothese den Bewegungsablauf in seinem betroffenen Bein durchzuführen. Durch diese Trainingsmethode werden dem Patienten wichtige Feedback-Informationen aus der Prothese vorenthalten, so dass die Körperwahrnehmung der Muskelbewegungen in dem betroffenen Bein die alleinige relevante Information zur Bewegungsausführung darstellt.

Mentales Training

Patient D führt vor jeder Bewegungsrealisierung eine »Konzentrationsphase« durch, in der er sich seine Knotenpunkte noch einmal vergegenwärtigt, und im inneren Gespräch abruft (Mental-Sprachliches Training). Nach kurzer Zeit wird auf Hinweis des Therapeuten diese »Konzentrationsphase« intensiviert, d.h. Patient D versucht die Gehbewegung unmittelbar vor der Realisierung in der Vorstellung abzurufen. Dabei spürt er besonders intensiv die Signale der Körperwahrnehmung im betroffenen Bein (Mentales Training aus der Innenperspektive). Da er durch das aufmerksame Gehen sehr angestrengt ist, fällt es ihm durch verkürzte Einheiten der progressiven Muskelentspannung nach Jacobson leichter, sich auf seine Bewegungsvorstellung zu konzentrieren (vgl. ausführlich in Hermann u. Eberspächer 1994). Der Patient schließt zunächst die Augen, dann versucht er die Kniestrecker maximal anzuspannen, um im Anschluss daran durch Entspannung der Muskulatur einen optimalen Ausgangszustand zu erreichen und sich auf seine Bewegungsvorstellung zu konzentrieren. Es kann passieren, dass der Patient durch vorbeikommende Patienten oder laute Geräusche beim Mentalen Training gestört wird. Patient D bleibt jedoch ruhig, wartet die Störung ab und beginnt von vorne.

Erst wenn er die Bewegung intensiv nachempfunden hat, beginnt er mit der Bewegungsrealisierung. Bereits während der ersten Schritte bemerkt er, dass er seine Bewegungsvorstellung nicht entsprechend umsetzen konnte. Er hält inne, entspannt sich und wiederholt das Mentale Training. Beim erneuten Realisierungsversuch kann man es Patient D ansehen, wie zufrieden er mit der Umsetzung seiner idealen Gehbewegung ist. Nach ca. 8–10 Gangzyklen bleibt Patient D stehen und sagt: »Der war's!«

Zentrale Schädigung

16.1 Besonderheiten des Krankheitsbildes

Die Sprache und der aufrechte Gang gehören zu den Entwicklungseigenschaften, die nur dem Menschen als dem höchstentwickelten Lebewesen eigen sind. Diese Entwicklung musste entscheidende qualitative und quantitative Anpassungen von zentralen Strukturen nach sich ziehen. Innerhalb der kognitiven Neurowissenschaften konnte die Annahme zentraler Involvierung bezüglich motorischer Kontrolle nachgewiesen werden, d.h. es herrscht allgemeine Übereinstimmung, dass motorische Aktionen zentral repräsentiert sind und so über spezifische kognitive Prozesse abgerufen werden können. Eine so komplizierte Funktion wie der aufrechte Gang ist demnach ähnlich wie die Sprache ein Phänomen, das besonders bei zentralen Schädigungen leicht beeinträchtigt wird (Hennerici 1997; Miltner et al. 2000).

In den letzten drei Jahrzehnten hat sich nicht nur die Überlebenschance, sondern auch die Lebensqualität von Patienten mit Verletzungen des Zentralnervensystems sehr stark verbessert. Einen entscheidenden Fortschritt stellte in erster Linie die Erkenntnis dar, dass die Patienten die Fähigkeit wiedererlangen können, ihr zukünftiges Leben wieder aktiv zu gestalten. Einen wichtigen Teil zu dieser Selbständigkeit ist die Wiederherstellung ihrer Fähigkeit zu stehen und zu gehen. Erschwerend für das Wiedererlernen des Gehens ist, dass der Körper aufrecht gehalten und das Körpergewicht durch die Beine, die ihre koordinative Funktion wiedererlangen sollen, getragen werden muss (Schewe 1994).

16.2 Hemiparese nach Schlaganfall

Die Erkrankung, die am häufigsten das Gehirn betrifft, ist der Schlaganfall. Jedes Jahr erkranken etwa 200 000 Menschen in Deutschland am Schlaganfall. Nur 10 % davon sind unter 40 Jahre alt, 50 % stehen voll im Berufsleben, 33 % sterben sofort daran.

> **❗ Beachte**
>
> Schlaganfall ist nach Herzerkrankungen und Krebs die **dritthäufigste Todesursache**.

Überlebt der Betroffene, ist die Erkrankung noch lange nicht ausgestanden; sie hat **ernste Folgen**:

- 25 % sind auf einen Rollstuhl angewiesen,
- 50 % haben eine Gehbehinderung,
- nur ca. 25 % erlangen ihre volle Gehfähigkeit zurück (Hennerici 1997).

Schlaganfälle beruhen auf akuten Durchblutungsstörungen des Gehirns. Konkret ausgedrückt sind sie ein Gehirnschlag, vergleichbar mit einem Herzschlag bzw. Herzinfarkt. Beim Schlaganfall können verschiedenste Störungen die Folge sein. Welche Folgen auftreten hängt davon ab, welche Stelle des Gehirns betroffen ist und wie schwer die Durchblutungsstörung ist. Eine **Halbseitenlähmung** ist die Folge bei Zerstörung von Anteilen der Hirnrinde oder im Gehirn gelegener Leitungsbahnen, die für die Willkürmotorik zuständig sind. Die Halbseitenlähmung tritt an der Körperhälfte auf, die der beschädigten Großhirnhälfte gegenüber liegt. Liegt keine vollständige Lähmung, sondern lediglich eine Schwäche der Muskulatur einer Körperhälfte vor, spricht man von einer **Hemiparese**.

Patientenbeispiel E

- Diagnose: Hemiparese nach Schlaganfall.
- Geschlecht: männlich.
- Alter: 53.

Anamnese

Patient E erlitt vor 3 Jahren einen Schlaganfall (linke Gehirnhälfte), was zu einer Hemiparese rechts führte. Er wurde schon mehrfach in einer Rehabilitationsklinik behandelt. Regelmäßige Aufenthalte sind nötig, um den entstandenen Defiziten zu begegnen. Patient E hat Lähmungserscheinungen an der ganzen rechten Seite, so dass Sprechbewegungen, Gehbewegungen und Arm-Greif-Bewegungen erheblich eingeschränkt sind. Nach eigenen Angaben hat er drei Probleme:

- rechtes Bein,
- rechte Hand und
- rechte Gesichtshälfte.

Diese Probleme behindern ihn im Alltag, besonders beim Gehen.

Gangbild

Der Patient zeigt einen asymmetrischen Gang, das betroffene Bein bleibt in Hüfte, Knie und Sprunggelenk gestreckt. Dadurch wird es mit einer Zirkumduktion nach vorne geführt. Der Fuß setzt in Inversion mit Außenkante/Spitze auf (Drop-Foot), es erfolgt kein vollständiges Abrollen des Fußes.

Mentales Gehtraining

Im einführenden Gespräch äußert der Patient zunächst seine Hoffnung, dass mit der Therapie ein möglichst normaler Gang zu erreichen sei. Er ist sich dabei aber auch bewusst, dass sich sein Zustand nur langsam verbessern wird. Der Patient schildert die Schwierigkeit, seine rechte Körperhälfte anzusteuern. Bewegungen, die er ausführen möchte gelingen einfach nicht so, wie er sie sich vorstellt.

Seinen Gang möchte Patient E über eine verbesserte Funktion des rechten Beines optimieren. Auf die Frage, wie denn sein Bein funktionieren müsse, antwortet der Patient, dass er keine Vorstellung habe, wie richtiges Gehen funktioniere, denn so wie er nach seiner Vorstellung die Gehbewegung umsetzt, funktioniere es nicht.

Der erste Schritt in der Zusammenarbeit mit Patient E besteht also darin, die vorhandene unzweckmäßige und undifferenzierte menta-

le Bewegungsrepräsentation zu modifizieren. Dazu trägt zunächst die Auseinandersetzung des Patienten mit der Sollbewegung (dargestellt an einer standardisierten Videoaufnahme nach Bruckner 1998) bei.

Bewegungsbeschreibung

Mit Patient E werden die wichtigsten Funktionen der Gehbewegung analysiert:

- Das Aufsetzen des Beines zu Beginn des Gangzyklus.
- Der Transport des Körpergewichts.
- Der Abdruck am Ende der Standphase.

Patient E sind diese Hauptfunktionen sofort verständlich, und er erkundigt sich, wie dies nun am Besten in seinen Gang zu übertragen ist.

Der Therapeut erklärt ihm, dass man individuelle Bewegungsanweisungen entwickeln muss, die einem helfen, die gewünschte Bewegung anzusteuern. Solche Bewegungsanweisungen sollten dabei an die Hauptfunktionen der Gehbewegung gebunden sein. Die Hauptfunktionen der Gehbewegung (Aufsetzen, Transport des Körpergewichts, Abdruck) können mit der extern vorgegebenen Bewegungsanweisung »Auf« – »Gewicht« – »Ab« versehen werden. Eine solche extern vorgegebene Bewegungsanweisung kann man während der Bewegung mitsprechen oder mitdenken und unterstützt damit die Bewegungsausführung.

Bewegungsanweisung

An der Bewegungsbeschreibung der Gehbewegung kann der Patient die extern vorgegebene Bewegungsanweisung nachvollziehen und versucht beim eigenen Gehen, diese Bewegungsanweisung anzuwenden. Der Patient versuchte zunächst, die Knotenpunkte »Auf«, »Gewicht« und »Ab« laut mitzusprechen. Auf Grund seiner sprachlichen Schwierigkeiten gelang es ihm jedoch nicht, die Begriffe dem Rhythmus der Bewegung anzupassen. Im inneren Selbstgespräch, also dem Mitdenken der Bewegungsanweisung, konnte Patient E schließlich mit der extern vorgegebenen Bewegungsanweisung gehen. Hierbei stellte der Patient sofort fest, dass er, verglichen mit der Bewegungsbeschreibung, den Fuß gar nicht richtig aufsetzt (Drop-foot) und sich auch am Ende der Standphase nicht richtig abdrückt. Außerdem fällt es ihm äußerst schwer, sich bei der Bewegungsausführung auf alle drei Knotenpunkte zu konzentrieren.

> **ⓘ Tipp**
>
> Die Anmerkung des Patienten, sich nur schwer während des Gangzyklus auf drei Knotenpunkte zu konzentrieren, ist für den Therapeuten ein wichtiger Hinweis für die Entwicklung der individuelle Bewegungsanweisung. Sie sollte auf nur **einen oder zwei Knotenpunkte** begrenzt werden.

Im gemeinsamen Gespräch zwischen Patient und Therapeut lernt Patient E, dass er aus der extern, vom Therapeuten vorgegebenen Bewegungsanweisung eine individuelle Bewegungsanweisung entwickeln muss. Dazu werden die drei Funktionsphasen »Aufsetzen«, »Gewichttransport« und »Abdruck« isoliert durchgeführt. Wegen der Hemiparese muss der Therapeut die Bewegung des Patienten im betroffenen Bein fazilitieren. Der Patient wird dabei aufgefordert, die Augen zu schließen und in sich hineinzufühlen, welche Bewegungsinformation ihm sein Körper liefert. Patient E berichtet von sehr ungewohnten Bewegungsgefühlen, die er nicht mit seiner Vorstellung der Gehbewegung vereinbaren kann.

Dieses Erlebnis des Patienten ist durchaus nachvollziehbar, da der hemiparetische Patient in der betroffenen Körperhälfte über eine nicht mehr funktionierende mentale Bewegungsrepräsentation verfügt, die durch eine aktualisierte, funktionierende mentale Bewegungsrepräsentation ersetzt werden muss (Miltner 2000). In der Therapie sollen deshalb dem Patienten die ungewohnten Körpersignale als durchaus

funktional im Sinne einer optimierten Gehbewegung vermittelt werden. Zusätzlich wird dies unterstützt, dass der Patient diese neuen, ungewohnten und fremden Bewegungsgefühle mit positiven, individuell relevanten Begriffen, Bildern oder Symbolen markiert.

Ihm fällt es schwer (auch aufgrund der bereits angesprochenen sprachlichen Probleme) für seine Bewegungsgefühle adäquate Markierungen zu finden. Der Therapeut muss hier sehr geduldig darauf beharren, dass der Patient selbst die Markierung findet, die für ihn relevant erscheint. Durch Nachfragen, beispielsweise nach konkreten Körperwahrnehmungen in dem betroffenen Bein und mit Beispielen, kann der Therapeut die entscheidende Unterstützung leisten.

Für Patient E soll zunächst für den Initialkontakt eine individuelle Bewegungsanweisung gefunden werden, die die Dorsalextension im Sprunggelenk, verbunden mit einer leichten Außenrotation im Moment des Aufsetzen repräsentiert.

Patient E entwickelt folgende individuelle Bewegungsanweisung:

- »Hoch«: signalisiert die Dorsalextension, verbunden mit Außenrotation beim Initialkontakt.

Seine individuelle Bewegungsanweisung besteht zunächst ausschließlich aus dem Begriff »Hoch«.

Im Laufe der nächsten Therapieeinheiten wird mit Patient E die individuelle Bewegungsanweisung weiter stabilisiert. Da die Bewegung vom Patienten nicht aktiv durchgeführt werden kann, liegt der Schwerpunkt im weiteren Verlauf des Mentalen Gehtrainings auf dem mentalen Trainieren und dem Fazilitieren der Bewegung durch den Therapeuten.

Mentales Training

Das Mentale Training beginnt mit dem Mental-Sprachlichen Training, also der Vergegenwärtigung der Bewegungsanweisung im Selbstgespräch ohne gleichzeitige praktische Bewegungsausführung. Im Gehbarren, mit aufrechten Stand und geschlossen Augen, wird die Bewegungsanweisung im inneren Selbstgespräch von Patient E vergegenwärtigt. Danach wird die Bewegung praktisch, d.h. faziliert durch den Therapeuten durchgeführt.

Dieses Training ist für den Patienten sehr anstrengend, er muss sich sehr konzentrieren. Für einen Behandlungstermin sind fünf bis acht Wiederholungen des Trainingsablaufs ausreichend. Nach zwei Behandlungsterminen mit Mental-Sprachlichem Training wird der Patient vom Therapeut aufgefordert, sich nicht im Selbstgespräch die Bewegungsanweisung vorzusagen, sondern sich die Gehbewegung vorzustellen. Patient E muss sich sehr konzentrieren, ihm gelingt es aber schließlich sehr gut, die Bewegung direkt aus der Innenperspektive nachzuempfinden.

In gleicher Therapiekonstellation wie beim Mental-Sprachlichen Training wird nun das Mentale Training aus der Innenperspektive durchgeführt. Im Anschluss an die praktische Bewegungsausführung muss der Patient angeben, ob die durchgeführte Bewegung seiner Bewegungsvorstellung entspricht und detailliert Auskunft geben, welche Körpersignale dafür sprechen und welche dagegen.

Patient E kann nach kurzer Zeit ziemlich genau und detailliert die Bewegungsausführung analysieren und berichtet von einer ganz genauen Vorstellung davon, wie die Gehbewegung sich in seinem betroffenen Bein anfühlen muss. Lediglich bei der aktiven Bewegungsausführung gelingt es dem Patienten nicht, an seine Bewegungsvorstellung anzuknüpfen. Dennoch trainiert der Patient eigeninitiativ und selbständig an seiner Bewegungsausführung und gibt selbst an, dass er noch weit weg von seinem Ideal sei, sich aber schon deutlich gebessert habe.

Im weiteren Verlauf des Mentalen Gehtrainings wird nun versucht, die Bewegungsvorstellung durch das Einbeziehen weiterer relevanter Knotenpunkte zu differenzieren. Damit wird eine individuell optimale mentale Bewegungsrepräsentation aufgebaut, die langfristig zu einer Verbesserung der betroffenen Motorik beiträgt (Miltner 2000).

16.3 Multiple Sklerose

Bei Multipler Sklerose (MS), einer der wichtigsten Erkrankungen des Zentralnervensystems, treten entzündliche Herde an den unterschiedlichsten Lokalisationen auf. Die Läsionen sind im gesamten Zentralnervensystem zu finden mit einer Prädilektion für:

- die Sehnerven,
- den Hirnstamm,
- das Rückenmark,
- das Kleinhirn und
- die periventrikuläre weiße Substanz (Brück 2002; Schmidt 2002).

Dadurch finden sich unterschiedliche Symptome und Symptomkombinationen. Die häufigsten motorischen Symptome werden durch Pyramidenbahnläsionen hervorgerufen. Im Anfangsstadium der Erkrankung stehen rasche Ermüdung, Schwere und Spannungsgefühl in den Beinen und Stolpern über kleine Hindernisse im Vordergrund. Bald darauf findet sich ein abnormes Gangbild. Es kommt zur Spitzfußstellung und bei fortgeschrittener MS zu spastischer Paraparese (Schmidt u. Hofmann 2002). Viele MS-Betroffene fühlen sich beim Gehen behindert, gerade dann, wenn sie sich besonders darauf konzentrieren und aufpassen, ja keinen falschen oder unsicheren Schritt zu tun.

Die MS kann unterschiedlich verlaufen und beginnt meist im Erwachsenenalter zwischen 20 und 40 Jahren (Flachenecker u. Zettl 2002). Sie ist die häufigste Ursache einer Behinderung im jungen Erwachsenenalter, die nicht traumatischer Genese ist (Brück 2002). Die Krankheit verläuft entweder gleichmäßig fortschreitend oder in Schüben, die sich zurückbilden können. Es gibt in Deutschland ca. 122 000 an MS erkrankte Menschen, es sind nahezu doppelt so viele Frauen wie Männer betroffen (Brück 2002).

Das Therapieziel der symptomatischen Therapie ist das Erreichen der unter den gegebenen Umständen bestmöglichen Lebensqualität. Für den einzelnen Patienten soll der höchstmögliche Grad an Selbständigkeit ermöglicht werden. Die symptomatische Therapie der MS stützt sich auf nichtmedikamentöse und medikamentöse Maßnahmen. Die nichtmedikamentöse Therapie von MS-Symptomen hat in jedem Erkrankungsstadium einen hohen Stellenwert (Hoffmann 2002).

Patientenbeispiel F

- Diagnose: Multiple Sklerose (Anfangsstadium).
- Geschlecht: weiblich.
- Alter: 34 Jahre.

Anamnese

Bei der Patientin F wurde vor einem halben Jahr die Erkrankung Multiple Sklerose diagnostiziert. Sei einigen Monaten klagt sie über zunehmende Gangunsicherheit, verbunden mit der Angst vor Stürzen. Sie hat das Gefühl, ihr rechtes Bein kommt beim Gehen nicht mehr mit, sie habe starke Koordinationsschwierigkeiten und es fühle sich wie eine Muskelschwäche an. Kleine Hindernisse und Treppen lösen starke Angstgefühle aus, besonders auch, weil die Patientin in letzter Zeit oft gestürzt ist.

Patientin F geht ohne Gehhilfen, berichtet aber, dass sie nur Gehstrecken bis zu 25 m am Stück gehen kann, dann muss sie ein Pause einlegen und sich festhalten. Außerdem klagt sie über fortschreitende soziale Isolation, da sie ihre Arbeit als Krankenschwester nicht mehr ausführen kann, außerdem scheut sie Kontakte mit anderen Menschen. Sie möchte mit ihrer Gangunsicherheit und der Angst vor Treppen und Stufen nicht gemeinsame Unternehmungen stören.

Gangbild

Besonders auffällig ist eine Gangunsicherheit zu Gehbeginn, z. B. durch Ausfallschritte, außerdem wirkt der Gang leicht ataktisch, was besonders durch die ungleichmäßig variierende Schrittlänge und Abweichungen von der Gehlinie zum Ausdruck kommt.

Mentales Gehtraining

Im einführenden Gespräch mit Patientin F nennt die Patientin ihr Therapieziel: Verbesserte Gangsicherheit, besonders bei längeren Gehstrecken, verbunden mit der Sicherheit bei Hindernissen, z. B. beim Treppensteigen. Sie möchte, dass ihr Gangbild normal und flüssig aussieht, da sie immer anfängt zu humpeln, wenn sie sich beobachtet fühlt und sich dann besonders auf ihren Gang konzentriert.

Zunächst schaut sich der Therapeut mit der Patientin die Sollbewegung, also das physiologische Gangbild an. Die Sollbewegung wird der Patientin in Form einer Videoaufzeichnung (Bruckner 1998) beschrieben.

Bewegungsbeschreibung

Patientin F schätzt den beschriebenen Gang als den Idealgang ein, den sie auch gerne wieder beherrschen möchte. Konfrontiert mit einer Videoaufzeichnung ihres eigenen Gangbilds stellt sie fest, dass – von kleinen Unsicherheiten abgesehen – ihr Gang von Außen gar nicht so schlecht zu bewerten ist. Patientin F stört aber die starke Unsicherheit, besonders bei unterschiedlichen Bodenbeschaffenheiten.

ⓘ Tipp

In der Zusammenarbeit mit Patient F geht es vor allem darum, die **innere Situation beim Gehen zu optimieren**, und weniger darum, Gehfehler zu vermeiden.

Daran möchte die Patientin in den nächsten Wochen trainieren.

Im nächsten Schritt des Mentalen Gehtrainings werden der Patientin die zentralen funktionellen Knotenpunkte der physiologischen Gehbewegung durch die extern vorgegebene Bewegungsanweisung »Auf« – »Gewicht« – »Ab« vermittelt.

Bewegungsanweisung

Patientin F gelingt es sofort, die Knotenpunkte bei der extern vorgegebenen Bewegungsbeschreibung in der Videodarstellung nachzuvollziehen und sie auch im eigenen Gang umzusetzen. Sie ändern aber nichts an ihrer Bewegungsunsicherheit. Deswegen müssen die extern vorgegebenen Knotenpunkte in individuell relevante Knotenpunkte umgewandelt werden.

Dazu werden die drei Gehpositionen Initialkontakt, Mittelstand und Terminalstand des rechten Beines von Patientin F unter Anleitung des Therapeuten isoliert eingenommen. In der Position, in der Patientin F ein positives und sicheres Bewegungsgefühl hat, wird die Patientin vom Therapeuten aufgefordert, diese charakteristische Körperposition für sich wiedererkennbar zu markieren. Sie kann sehr gut mit geschlossenen Augen die verschiedenen Positionen einnehmen und fühlt auch sofort, wann sie sicher in der Gehposition steht und wie sich das anfühlen muss. Patientin F wählt eine sprachliche Markierung der Knotenpunkte:
- »Gut«: signalisiert optimal sicheres Bewegungsgefühl beim Initialkontakt.
- »Sicher«: signalisiert optimal sicheres Bewegungsgefühl beim Mittelstand.
- »Fest«: signalisiert optimal sicheres Bewegungsgefühl beim Terminalstand.

Die individuelle Bewegungsanweisung von Patientin F lautet: »Gut« – »Sicher« – »Fest«.

Die Umsetzung der individuellen Bewegungsanweisung gelingt der Patientin sehr gut und erzeugt eine Bewegungsvorstellung ihres sicheren Ganges. Sie fühlt sich von nun an sicherer beim Gehen, denn sie kann jetzt selbständig prüfen, ob sie alles richtig macht. Wenn sie dann feststellt, dass ihr Bewegungsgefühl ihrer Bewegungsvorstellung entspricht, stellt sich automatisch ein Sicherheitsgefühl ein. Im Laufe der nächsten Therapieeinheiten soll die mit der Patientin erarbeitete Bewegungsvorstellung weiter differenziert werden. Dazu werden bei Patientin F zunächst Inhalte des Motorischen Trainings eingesetzt.

Motorisches Training

Das Motorischen Training beginnt mit der Modifikation der Wahrnehmung. Mit geschlossenen Augen und Gehörschutz trainiert Patientin F zuerst das einfache Stehen und hört und fühlt dabei intensiv in sich hinein, um das sichere Stehen zu erleben. Durch lautes Sich-Vorsprechen der individuellen Bewegungsanweisung »Gut« – »Sicher« – »Fest« gelingt es der Patientin, bald auch erste Schritte mit eingeschränkter Wahrnehmung zu gehen.

Ein weiterer Schwerpunkt liegt im selbständigen Training der Erweiterung ihrer Gehstrecke. Durch die Bewegungsanweisung ist die Patientin schnell in der Lage, ihre bisher maximale Gehstrecke von 25 m um bis zu 10 m zu erweitern.

Erst nach einiger Zeit und nach intensiver Stabilisierung der mentalen Bewegungsrepräsentation durch mentales Training kann mit Patienten F auch das Motorische Training auf verschiedenen Bodenbeschaffenheiten und an der Treppe beginnen.

Mentales Training

Bei Patientin F liegt zuerst ein deutlicher Schwerpunkt auf dem Mental-Sprachlichen Training. Im leisen Selbstgespräch sagt sich die Patientin mit geschlossenen Augen ihre individuelle Bewegungsanweisung vor. Das Mental-Sprachliche Training wird zum festen Ritual vor der Realisierung der Gehbewegung. Die Patientin stimmt sich nach eigenen Angaben somit auf das sichere Gehgefühl ein. Ihr gelingt es dann auch sofort, sich die eigene Gehbewegung vorzustellen, die Bewegungsausführung in der Innenperspektive nachzuvollziehen.

Anfangs passiert es noch, dass Patientin F in ihrer Vorstellung stolpert oder gar stürzt. Dann wird das Mentale Training aus der Innenperspektive abgebrochen, die Patientin wird aufgefordert sich auf ihre individuelle Bewegungsanweisung zu konzentrieren und zunächst auf das Mental-Sprachliche Training zurückgreifen. Diese Strategie wendet Patientin F auch außerhalb der Therapie bei Schwierigkeiten beim mentalen Training aus der Innenperspektive an. Diese Schwierigkeiten treten besonders dann vermehrt auf, wenn sie in ihrem Alltag Erlebnisse mit kleinen Rückschlägen zu verkraften hatte.

Im Laufe der Therapie stabilisierte sich die mentale Bewegungsrepräsentation, so dass das Mentale Training aus der Innenperspektive von der Patientin ohne störende Vorstellungen ablaufen kann.

Bei Hindernissen und Stufen überwiegt bei ihr noch die Angst, zu stürzen. Deswegen kann sich Patientin F – z.B. beim Treppensteigen – nicht ausreichend auf ihre Bewegungsvorstellung konzentrieren. Es überwiegen Gedanken an den Sturz und mögliche Konsequenzen. Erst die Einsicht, dass die beste Sturzvermeidungsstrategie die konsequente Umsetzung ihrer Bewegungsvorstellung darstellt, ermöglicht es, mit Patientin F am sicheren Treppensteigen zu trainieren.

Um beim Treppensteigen die Gedanken an einen Sturz zu verhindern, führt die Patientin zur Entspannung eine verkürzte Übung der progressiven Muskelentspannung nach Jacobson durch (ausführlich in Hermann u. Eberspächer 1994). Den Entspannungseffekt nutzt sie, um sich ihre Bewegungsvorstellung zu vergegenwärtigen und kann, anfangs durch Mitsprechen ihrer individuellen Bewegungsanweisung, Stufe für Stufe bewältigen. Natürlich musste die individuelle Bewegungsanweisung, die für das Gehen auf ebener Strecke entwickelt

wurde, für das Treppensteigen modifiziert werden. Die Patientin, jetzt mit der Methode vertraut, entwickelte so selbständig eine individuelle Bewegungsanweisung zum Treppensteigen aufwärts (»Druck« – »Hoch«) und eine individuelle Bewegungsanweisung für das Treppensteigen abwärts (»Fest« – »Sicher«).

❯ **Exkurs**

Die Patientin berichtet nach einiger Zeit über deutliche Erfolge, besonders beim längeren Gehen. Sie erzählt von Spaziergängen (bis zu 20 min), die sie unternimmt und bei denen immer mal wieder Gefühle der Gangunsicherheit auftreten. Dann bleibt sie stehen, vergegenwärtigt im Mentalen Training aus der Innenperspektive ihre Bewegungsausführung und kann anschließend den Spaziergang fortsetzen.

Teil E im Überblick

Im Mittelpunkt steht die praktische Umsetzung des Therapieverfahrens Mentales Gehtraining. An ausgewählten Einzelfällen mit unterschiedlichen, für das Wiedererlernen der Gehbewegung relevanten Krankheitsbildern, wurde Mentales Gehtraining in der Praxis vorgestellt. Ziel war es dabei, dem Therapeuten vielfältige Möglichkeiten und Anregungen zu vermitteln, wie er Mentales Gehtraining erfolgreich mit dem Patienten durchführen kann und hilfreiche Tipps bei Fragen oder Schwierigkeiten anzubieten.

Literatur: Kap. 14–16

Balzli B (2000) »Sprengwirkung einer Axt«. SPIEGEL 26:190–192.

Beckers D, Deckers J (1997). Ganganalyse und Gangschulung. Springer, Berlin Heidelberg New York

Blumentritt S (1997) Ganganalyse in der Orthopädie. In: Hans-Ruland-Stiftung für Rehabilitationsforschung (Hrsg). Die Ganganalyse in der interdisziplinären Rehabilitation (S 72–91). Hans-Ruland-Stiftung für Rehabilitationsforschung, Bad Herrenalb

Bronner O (1992) Die untere Extremität. Pflaum, München

Bruckner J (1998) People Walking: Pathological Patterns and Normal Changes Over the Life Span. Slack, Thorofare

Brück W (2002) Pathologie und Pathophysiologie. In: Schmidt M, Hoffmann F (Hrsg). Multiple Sklerose (S 26–34). Urban & Fischer, München, Jena

Cluitmans J, Pons C (1997) Vorwort. In: Beckers D, Deckers J Ganganalyse und Gangschulung. Springer, Berlin Heidelberg New York

Debrunner AM (1994) Orthopädie, orthopädische Chirurgie: die Störungen des Bewegungsapparates in Klinik und Praxis. Huber, Bern

Eckardt A, Betz U (1996) Standardisierte Nachbehandlung von Hüftendoprothesen im Rahmen der Qualitätssicherung. In: Jerosch J, Effenberger H, Fuchs S (Hrsg). Hüftendoprothetik (S 78–79). Thieme, Stuttgart

Finkbeiner G F (1998) Rehabilitation bei Krankheiten der Haltungs- und Bewegungsorgane. In: Delbrück H, Haupt E (Hrsg). Rehabilitationsmedizin (355–401). Urban & Schwarzenberg, München, Wien, Baltimore

Flachenecker P, Zettl UK (2002) Epidemiologie. In: Schmidt M, Hoffmann F (Hrsg). Multiple Sklerose (S 4–11). Urban & Fischer, München, Jena

Frey M (1997) Gangabweichungen und Ganganalyse bei orthopädischen Erkrankungen. In: Hans-Ruland-Stiftung für Rehabilitationsforschung Bad Herrenalb/Waldbronn. Die Ganganalyse in der interdisziplinären Rehabilitation. 6. Vortragsveranstaltung (S 92–110). Hans-Ruland-Stiftung, Bad Herrenalb/Waldbronn

Günther W (1980) Untersuchungen zur Wirksamkeit mentaler Trainingsverfahren grobmotorischer Bewegungen bei der Rehabilitation zentralmotorisch Behinderter. Dissertation, Universität Tübingen

Hennerici M. (1997) Die Analyse des Menschlichen Ganges. In: Hans-Ruland-Stiftung für Rehabilitationsforschung Bad Herrenalb/Waldbronn. Die Ganganalyse in der interdisziplinären Rehabilitation. 6. Vortragsveranstaltung (S 28–35). Hans-Ruland-Stiftung, Bad Herrenalb/Waldbronn

Hermann H-D, Eberspächer H (1994) Psychologisches Aufbautraining nach Sportverletzungen. BLV, München

Hoffmann F (2002) Symptomatische Therapie. In: Schmidt M, Hoffmann F (Hrsg). Multiple Sklerose (S 182–236). Urban & Fischer, München, Jena

Jerosch J, Heisel J (1996) Endoprothesenschule. Rehabilitations- und Betreuungskonzepte für die ärztliche Praxis. Deutscher Ärzte-Verlag, Köln

Mayer J (2001) Mentales Training – ein salutogenes Therapieverfahren zur Bewegungsoptimierung. Dr. Kovac, Hamburg

Mehrtens G, Valentin H, Schönberger A (1993) Arbeitsunfall und Berufskrankheit: rechtliche und medizinische Grundlagen für Gutachter, Sozialverwaltung, Berater und Gerichte. Schmidt, Berlin

Miltner R, Netz J, Hömberg V (2000) Kognitive Therapie sensomotorischer Störungen. Krankengymnastik 52 (6):954–964

Mouret P (1997) Postoperative Nachbehandlung, Rehabilitation und gutachterliche Aspekte bei Patienten nach Hüftgelenkendoprothesen. In: Zichner L, Engelhardt M, Freiwald J (Hrsg). Sport bei Arthrose und nach endoprothetischem Einsatz (S 83–89). Ciba-Geigy, Wehr

Niethard FU, Pfeil J (1997) Orthopädie. Hippokrates, Stuttgart

Rieble R, Seemann-Mostert N, Volkert R (1986) Rehabilitation prothetisch versorgter Arm- und Beinamputierter. In: Mülmann A von (Hrsg) Krankengymnastik bei Verletzungsfolgen am Bewegungsapparat (S 245–296). Pflaum, München

Schewe H (1994) Neuere Verfahren zur Wiederherstellung der Gehfunktion bei Patienten mit Verletzungen des Zentralnervensystems. Krankengymnastik 46:1625–1636

Schmidt RM (2002) Geschichte der Multiplen Sklerose. In: Schmidt M, Hoffmann F (Hrsg) Multiple Sklerose (1–3). Urban & Fischer, München, Jena

Schmidt RM, Hoffmann F (2002) Klinik. In: Schmidt M, Hoffmann F (Hrsg) Multiple Sklerose (S 44–49). Urban & Fischer, München, Jena

Schüle K (1996) Sporttherapie und Rehabilitationssport – eine gesundheitspolitische Aufgabe der Rehabilitation. Rehabilitation 35:23–28

Schüle K (1997) Sport in der Rehabilitation von Patienten mit künstlichen Hüftgelenken – Sozialmedizinische und pädagogische Aspekte. In: Zichner L, Engelhardt M, Freiwald J (Hrsg) Sport bei Arthrose und nach endoprothetischem Einsatz (S 113–122). Ciba-Geigy, Wehr

Schüle K, Schnieders S (2000) Anhang. In: Schüle K, Huber G (Hrsg) Grundlagen der Sporttherapie (S 263–287). Urban & Fischer, München, Jena

Starker M, Freiwald J, Fröhling M (1997) Isokinetische Funktionsmessungen nach zementierten und nicht zementierten Hüftgelenkprothesen. In: Zichner L, Engelhardt M, Freiwald J (Hrsg) Sport bei Arthrose und nach endoprothetischem Einsatz (S 71–81). Ciba-Geigy, Wehr

Willert HG, Göbel D, Buchhorn GH (1996) Die Verankerung der Endoprothese: Knochenzement ja oder nein? In: Jerosch J, Effenberger H, Fuchs S (Hrsg) Hüftendoprothetik (S 23–31). Thieme, Stuttgart

Zichner L (1997) Der endoprothetische Gelenkersatz – eine Standortbestimmung. In: Zichner L, Engelhardt M, Freiwald J (Hrsg) Sport bei Arthrose und nach endoprothetischem Einsatz (S 63–69). Ciba-Geigy, Wehr

Anhang

Anhang 1:

Lebende Systeme
und Selbstorganisation

Der Konstruktivismus als die erkenntnistheoretische Grundlage für das Verständnis des Lebenden als selbstorganisiertes System ist die Basis für ein Verständnis der Funktion lebender Systeme.

Für eine systemische Betrachtungsweise ist es unzweckmäßig, das Phänomen des Erkennens so auffassen, als gäbe es Tatsachen und Objekte außerhalb der Person, die man nur aufzugreifen und in den Kopf hineinzutun habe. Die Erfahrung von jedem Ding außerhalb der Person wird auf eine spezifische Weise von jedem Menschen individuell verarbeitet (Maturana u. Varela 1987). Die Auffassung von Erkenntnis als Abbildung einer objektiven Wirklichkeit macht den Menschen nach Maturana und Varela blind für die Erfahrungen und das Erleben des anderen.

Doch hier stellt sich natürlich die Frage, wie dann die außerordentliche Effektivität im Verhalten des Menschen und auch der Tiere sowie ihre enorme Fähigkeit zum Lernen und zum Manipulieren der Welt entsteht, wenn das Nervensystem nicht mit einer Repräsentation der umliegenden Welt operiert? Wenn man die Objektivität einer erkennbaren Welt negiert, muss dies doch ins Chaos völliger Willkürlichkeit führen, da dann alles möglich ist (Maturana u. Varela 1987)?

Hier lauert eine anderes Extrem: Eine Umwelt völlig zu negieren, in der Annahme, dass das Nervensystem in einem völligen Vakuum funktioniert, führt zum Extrem der absoluten kognitiven Einsamkeit, des Solipsismus (Von Förster 1993; Maturana u. Varela 1987).

Nach Maturana und Varela ist die Arbeitsweise des Nervensystems keiner der beiden Extremkategorien zuzuordnen: sie ist weder repräsentationistisch noch solipsisitsch.

Sie ist nicht solipsistisch, da das Nervensystem als Teil des Organismus an dessen Interaktionen mit seiner Umgebung teilnimmt. Dies folgt auch aus den Beobachtungen, z.B. an Tieren, deren Verhaltensweisen im Allgemeinen ihren Lebensumständen angemessen erscheinen. Tiere verhalten sich nicht, als würden sie in ihrer eigenen Welt und unabhängig von einer Umwelt leben.

Die Arbeitsweise des Nervensystems ist nicht repräsentationistisch, da das Nervensystem bei jeder Interaktion Veränderungen unterworfen ist. Diese Veränderungen sind jedoch strukturell bedingt und nicht von außen determinierbar (s. Teil A, Kap. 2). Es wäre deshalb unangebracht, das Nervensystem im Sinne eines Input-Output-Modells zu sehen.

Mit anderen Worten: Das Nervensystem »empfängt« keine »Informationen«, wie man häufig sagt. Es bringt vielmehr eine Welt hervor, indem es bestimmt, welche Einflüsse aus der Umwelt aufgenommen werden und welche Veränderungen diese im Organismus auslösen. Die populäre Metapher vom Gehirn als Computer ist nach Maturana u. Varela (1987, S 185) »nicht nur missverständlich, sondern schlichtweg falsch«.

Nach der konstruktivistischen Erkenntnistheorie erkennt und verarbeitet das System Interaktionen mit der Umwelt immer im Sinne der eigenen Logik, die sich aufgrund einer inneren Dynamik in ständiger Veränderung befindet. Selbstorganisation als Charakteristikum lebender Systeme impliziert Autonomie, denn Selbstorganisation verläuft nach systemeigener Logik. Maturana und Varela sprechen von der Struktur eines Systems.

> **❶ Beachte**
>
> Lebewesen sind durch die selbstorganisierte Organisation charakterisiert. Sie unterscheiden sich durch individuelle unterschiedliche Strukturen: der systemeigenen Logik.

Die Ontogenese ist dabei die Geschichte des strukturellen Wandels eines Systems ohne Verlust der eigenen Organisation. Strukturelle Veränderung findet in jedem Augenblick statt: entweder ausgelöst durch Interaktion mit der Umwelt oder als Ergebnis der inneren Dynamik des Systems. Das System erkennt und ordnet ihre ständigen Interaktionen mit der Umwelt immer im Sinne seiner Struktur.

Die **Geschichte des strukturellen Wandels** beginnt jedes selbstorganisierte System mit einer **Anfangsstruktur**, die den Verlauf der Interaktionen und die Möglichkeit der strukturellen Veränderungen bedingt, die durch diese Interaktionen ausgelöst werden. Das Lebewesen lebt aber auch in einer Umwelt, in der es sich verwirklicht und interagiert. Diese Umwelt hat dabei eine eigene Struktur, die sich von der Struktur des Lebewesens unterscheidet (Maturana u. Varela 1987).

▪ Abbildung 2.1 symbolisiert das selbstorganisierte System, also das Lebewesen samt dessen Ontogenese (dargestellt durch den Kreis), d.h. den stetigen Wandel der Systemstruktur aufgrund innerer Dynamik oder der wechselseitigen Interaktion mit der Umwelt (dargestellt durch die Wellenlinie).

❗ Beachte

Mögliche Veränderungen von Lebewesen sind immer durch ihre Struktur, also ihre systemeigene Logik determiniert.

Nach diesem Verständnis ist jede Einwirkung von außen auf ein lebendes System lediglich eine Störung (Perturbation) eines individuellen inneren Gleichgewichts, die nach dieser systemeigener Logik autonom verarbeitet und interpretiert wird. Bei der Interaktion zwischen dem Lebewesen und seiner Umwelt bestimmen die Einwirkungen aus der Umwelt nicht, was mit dem Lebewesen geschieht – sie lösen lediglich eine Zustandsveränderung aus, die dann von dem jeweiligen System aufgrund seiner individuellen Logik interpretiert wird.

Das bedeutet auch, dass nur relevant interpretierte Einwirkungen von außen zu einer Strukturveränderung des Systems führen können: Lebende Systeme verändern sich nur aufgrund relevant interpretierter Einwirkungen, sie sind von außen nicht konstruktiv regulierbar (Von Schlippe u. Schweitzer 1999). Sämtli-

che konstruktive Systemveränderung ist somit Eigenleistung des Systems.

❗ Beachte

Der Begriff **Perturbation** bezeichnet Zustandsveränderungen in der Struktur eines Systems, die von Zuständen in dessen Umfeld ausgelöst, aber nicht verursacht, werden (Maturana u. Varela 1987).

Bei den Interaktionen zwischen dem Lebewesen und der Umwelt bestimmen nicht die Pertubationen der Umwelt, was mit dem Lebewesen geschieht, sondern es ist die Struktur des Lebewesens, die festlegt, zu welchen Veränderungen es infolge der Perturbation in dem Lebewesen kommt. Eine solche Interaktion schreibt deshalb ihre Effekte nicht vor. Dasselbe gilt aber auch für die Umwelt, für die das Lebewesen lediglich eine Quelle von Perturbationen und nicht von Instruktionen darstellt (Maturana u. Varela 1987).

Konstruktive Veränderungen eines Lebewesens sind also stets von der gegenwärtigen Struktur des Systems bestimmt. Nach diesem Verständnis können Umwelteinflüsse ein System lediglich anstoßen, anregen und stören.

Dies bedeutet für die zwischenmenschliche Interaktion, dass konstruktive Veränderungen eines Systems ausschließlich mit Eigenleistung des entsprechenden, zu verändernden Systems zu erreichen sind.

Die Idee, dass Umweltinstanzen kontrollieren können, was in einem lebenden System passiert, ist in den Worten Fischers (1993, S 24) »Beobachterfiktion«.

Da Lebewesen für die Umwelt lediglich eine Quelle von Perturbationen und nicht von Instruktionen darstellen, stellt sich natürlich hier die Frage, wie denn überhaupt so etwas wie **Austausch zwischen lebenden Systemen** stattfinden kann, wenn sie füreinander nur Anstöße oder Störungen sind, die der eigenen Logik gemäß verarbeitet werden.

Für ein System ist ein anderes System nur eine weitere Quelle der Umweltinteraktion, die im Sinne der eigenen Struktur betrachtet wird und zunächst nicht von Interaktionen zu unterscheiden ist, die ein Beobachter als von der Umwelt stammend einordnen würde.

Maturana (1982) spricht von struktureller Kopplung, wenn sich lebende Systeme so organisiert haben, dass ihre Interaktionen einen rekursiven und sehr stabilen Charakter haben. Das bedeutet, dass die gegenseitigen Pertubationen zueinander passen und in gleicher Weise interpretiert und verarbeitet werden. Die Systeme haben jeweils eine zueinander passende Struktur entwickelt.

Die **strukturelle Kopplung lebender Systeme** ermöglicht die Entstehung von Systemen höherer Ordnung (Maturana u. Varela 1987). Das bedeutet, zwei Systeme können durch strukturelle Kopplung ein neues, übergeordnetes System bilden.

> ❶ **Beachte**
>
> Erst **strukturelle Kopplung** ermöglicht eine **konstruktive Interaktion** zwischen lebenden Systemen.

Es ist wichtig, dass für ein Fortbestehen eines lebenden Systems in einer bestimmten Umgebung die **strukturelle Verträglichkeit des Lebewesens mit der Umwelt** die zentrale Bedingung darstellt. Maturana und Varela bezeichnen diese Verträglichkeit, die ein Lebewesen an seine Umwelt aufbaut, als **Anpassung**.

> ❶ **Beachte**
>
> Die wesentlichen Bedingungen für die Existenz von Lebewesen ist deren Aufrechterhaltung ihrer Organisation, verbunden mit der Erhaltung der Anpassung an die Umwelt (Maturana u. Varela 1987).

Das Lebewesen wirkt für einen Beobachter nun so, als bewege es sich adäquat in einer sich verändernden Umwelt. Man spricht hier auch gerne von **Lernen**. Man hat den Eindruck, dass die Strukturveränderungen, die im Nervensystem stattfinden, den Umständen der Interaktionen des Lebewesens mit der Umwelt entsprechen. Es ist an dieser Stelle wichtig festzuhalten, dass man gewöhnlich dazu neigt, Lernen und Gedächtnis als Phänomene zu betrachten, die Verhaltensveränderungen infolge eines Aufnehmens und Empfangens von Informationen aus der Umwelt darstellen.

Lernen muss nach der bisherigen Argumentation vielmehr als Strukturkopplung verstanden werden, in der die Verträglichkeit zwischen der Arbeitsweise des Lebewesens und der Umwelt aufrechterhalten wird (Maturana u. Varela 1987).

Versteht man in diesem Sinne das Nervensystem ebenfalls als selbstorganisiertes System, muss der strukturellen Kopplung des Organismus an ein Nervensystem Ausdruck gegeben werden. Das Nervensystem als ein eigenständiges selbstorganisiertes System, das aber als Bestandteil des Organismus arbeitet (s. ◙ Abb. 2.2).

Lebende Systeme zweiter Ordnung, d.h. Organismen mit Nervensystem, können mit anderen lebenden Systemen zweiter Ordnung durch strukturelle Kopplung übergeordnete Systeme dritter Ordnung bilden (s. ◙ Abb. 2.3). Dadurch entsteht die Möglichkeit, an Beziehungen und Aktivitäten teilzunehmen, die nur aus der Koordination des Verhaltens von ansonsten unabhängigen Individuen entstehen. Derartige soziale Phänomene können durch jede Form der Interaktion zustande kommen (Maturana u. Varela 1987).

> ❶ **Beachte**
>
> Lebende Systeme dritter Ordnung nennt man soziale Systeme.

Die Bildung eines sozialen Systems beinhaltet die dauernde strukturelle Kopplung seiner Mitglieder. Und jeder einzelne Organismus ist nur so lange Teil einer sozialen Einheit, wie er Teil dieser strukturellen Kopplung ist (s. ◙ Abb. 2.3).

Literatur

Förster Von H (1993) KybernEthik. Merve, Berlin

Fischer HR (1993) Murphys Geist oder die glücklich abhanden gekommenen Welt. In: Fischer HR (Hrsg) Autopoiesis (S 9–37). Auer, Heidelberg

Maturana HR (1982) Erkennen. Die Organisation und Verkörperung von Wirklichkeit. Ausgewählte Arbeiten zur biologischen Epistemologie. Vieweg, Braunschweig Wiesbaden

Maturana HR, Varela FJ (1987) Der Baum der Erkenntnis. Scherz, München

Schlippe A von, Schweitzer J (1999). Lehrbuch der systemischen Therapie und Beratung. Vandenhoeck & Ruprecht, Göttingen

Anhang 2:

Bewegung und Wahrnehmung als System

Grundlegendes Prinzip der Erklärung von Bewegung nach Maturana u. Varela (1987) ist das Verständnis vom Nervensystem als ein strukturdeterminiert operierender Teil des Organismus. Das heißt, die Umwelt kann Veränderungen des Nervensystems nur auslösen, aber nicht bestimmen. Als Beobachter »von außen« kann man durchaus den Eindruck gewinnen, als ginge das Verhalten eines Menschen aus dem Operieren seines Nervensystems mit Abbildungen oder Repräsentationen der Umwelt hervor. Da nach der Theorie von Maturana und Valera das Nervensystem aber strukturdeterminiert nach seiner eigenen Logik operiert, empfängt es auch keine Information im Sinne von Abbildungen der Umwelt, sondern es bestimmt autonom, welche Einflüsse aus der Umwelt relevant eingeschätzt werden und welche Veränderungen diese im System auslösen. Dies kann für die Erklärung von Bewegung Folgendes bedeuten:

Jedes Bewegen ist Wahrnehmen und jedes Wahrnehmen ist Bewegen. (Balgo 1998).

Mit jeder Bewegung erfährt das System Anregungen aus der Umwelt, die es gemäß seiner eigenen Logik verarbeitet und aufgrund dessen es sich unter Umständen verändert. Somit hat auch jede Wahrnehmung einen direkten Einfluss auf Bewegung.

> ❗ **Beachte**
>
> Erst die Wahrnehmung ermöglicht es, Informationen über Bewegung einzuholen und damit Bewegung zu optimieren oder zu differenzieren.

Wenn nach diesem Ansatz jedes Bewegen Wahrnehmen ist und jedes Wahrnehmen Bewegen, dann sind **Bewegung und Wahrnehmung untrennbar miteinander verbunden** und können als **autopoietisches System** aufgefasst werden.

> ❗ **Beachte**
>
> Bewegen und Wahrnehmen sind selbstorganisiert und von der individuellen Erfahrungsgeschichte abhängig.

Die Organisation des Systems Bewegen/Wahrnehmen setzt damit internes Bewegen und Wahrnehmen voraus, wobei die **interne Bewegung maßgeblich von der Bewegungs- und Wahrnehmungserfahrung geprägt** ist.

> ❗ **Beachte**
>
> Jedem aktuellen Bewegen/Wahrnehmen geht internes Bewegen/Wahrnehmen voraus.

Das heißt, das interne Bewegen/Wahrnehmen führt zu einem erwarteten Ergebnis, das mit dem tatsächlichen verwirklichten Ergebnis verglichen wird. Ergibt der **Vergleich zwischen Erwartung und Ergebnis** einen Unterschied, führt dies zu einer Anpassung in Form einer strukturellen Veränderung des Systems Bewegung/Wahrnehmung (Balgo 1998).

Operiert das System Bewegung/Wahrnehmung erfolgreich, besagt dies, dass seine Konstruktion möglich, passend oder angemessen zu seinem intern konstruierten Bewegungs- und Wahrnehmungserwartungen ist. Scheitert das System dagegen mit seinen Bewegungen und Wahrnehmungen, so erfährt es lediglich etwas darüber, wie seine Umwelt nicht ist, das heißt, welche seiner Konstruktionen nicht durchführbar sind.

Das System prüft **kontinuierlich**, ob z. B. die ausgeführte Bewegung, die eine Konstruktion aus Bewegungsmöglichkeiten darstellt, und aufgrund angenommener Umweltbedingungen vom System als angemessen eingeschätzt wird, für die tatsächliche Umweltanforderung passend ist. Stellt es fest, dass die Bewegungskonstruktion unangemessen war, erfährt das System lediglich, dass die Umwelt den eigenen Annahmen nicht entspricht – es erfährt nicht, wie die angemessene Bewegungskonstruktion für die Umweltanforderung aussieht. Erfolgreiche wie auch nicht erfolgreiche Bewegungs- und Wahrnehmungskonstruktionen können ein System verändern. Die interne Bewegung/Wahrnehmung wird unter Umständen differenziert und neue Konstruktionen sind dann davon beeinflusst.

Strukturelle Veränderungen des Systems Bewegung/Wahrnehmung resultieren demnach nicht aus Abbildungen, also Repräsentationen einer existierenden Wirklichkeit, sondern aufgrund einer funktionalen Übereinstimmung zwischen System und Umwelt. Das System muss sich an seine Umwelt strukturell koppeln, so dass es erfährt, wie brauchbar die Operationen Bewegen/Wahrnehmen sind. Erweist sich aktuelles Bewegen/Wahrnehmen als unangemessen geht diese Unterscheidung in die interne Bewegung/Wahrnehmung ein und verursacht strukturelle Veränderungen des Systems, bis die funktionalen Übereinstimmung wieder erreicht ist.

Insgesamt erlaubt der dargestellte Ansatz Balgos (1998) einen weitgehenden Vergleich zum Action Approach, wobei Balgo in Anlehnung an Palagyi (1924) eine Art Repräsentation vorschlägt, die interne Bewegung. Palagyi (1924) unterscheidet zwischen psychologisch-vitalen und biologisch-mechanischen Lebensvorgängen. Die interne Bewegung ist nach Palagyi Teil der vitalen Lebensvorgänge, und darf nicht als Abbildung der mechanischen Bewegung angesehen werden, sondern nur im übertragenen Sinne dahingehend, dass die interne Bewegung »a« die Produktion einer ähnlichen mechanischen Bewegung »b« ermöglicht.

Literatur

Balgo R (1998) Bewegung und Wahrnehmung als System. Hofmann, Schorndorf

Palágyi M (1924) Naturphilosophische Vorlesungen. Über die Grundprobleme des Bewußtseins und des Lebens. Barth, Leipzig

Maturana HR, Varela FJ (1987) Der Baum der Erkenntnis. Scherz, München

Anhang 3:

**Erklärungsansätze für die lern-
und leistungssteigernden Effekte
des Mentalen Trainings**

Für die lern- und leistungssteigernde Wirkung des Mentalen Trainings existiert keine fundierte Theorie. Vielmehr handelt es sich bei den Erklärungsansätzen um Hypothesen, wie man sich die Wirkung des Mentalen Trainings erklären könnte.

Heuer (1985) unterscheidet zwischen spezifischen, unspezifischen und kuriosen Hypothesen, die versuchen, die Wirkungsweisen des Mentalen Trainings zu erklären. Weder die kuriosen Hypothesen – bei denen das Mentale Training als spezieller Fall des Nachahmungslernens verstanden wird – noch die unspezifischen Hypothesen – bei denen man die Wirkung des Mentalen Trainings auf die relativ unspezifische Erhöhung beziehungsweise Aktivierung von aufgabenbezogenen Motivations- und Aufmerksamkeitsprozessen zurückführt – haben sich etabliert oder bieten interessante und befriedigende Erklärungsgrundlagen, obwohl ein motivierender Effekt dem Mentalen Training sicher nicht abgesprochen werden kann. Es bestehen dagegen plausible Gründe für die Annahme, dass die Wirkungen des Mentalen Trainings zu einem großen Teil spezifisch zu erklären sind.

Hier werden besonders die Kognitive Hypothese und die Programmierungshypothese als Erklärungsgrundlagen für die Wirksamkeit des Mentalen Trainings favorisiert (Daugs u. Blischke 1996).

Da im Rahmen der kognitiven Hypothese angenommen wird, Mentales Training festige die räumlich-bildhafte und sprachlich-symbolische Repräsentation einer Bewegung (Heuer 1985) und führe demnach eher bei kognitiven Bewegungsaufgaben zu lern- und leistungssteigernden Effekten (Eberspächer u. Immenroth 1998), scheint es gerade bei motorischen Bewegungsaufgaben, deren Relevanz im therapeutischen Kontext im Vordergrund steht, eher plausibel, die Wirkungsweise des Mentalen Trainings mit der Programmierungshypothese zu erklären.

Im Rahmen der Programmierungshypothese wird angenommen, dass die zentralen motorischen Prozesse, die bei der Vorstellung einer Bewegung ablaufen, weitgehend identisch mit denjenigen sind, die der Bewegungsausführung zugrunde liegen. Dies bestätigen auch neuere neurophysiologische Untersuchungen (Jeannerod 1994). Es wird daher auch von einer funktionalen Äquivalenz zwischen Bewegungsvorstellung und -ausführung gesprochen (Daugs u. Blischke 1996). Der Grundgedanke dabei ist, den zentralen Prozess, der durch Bewegungsvorstellungen induziert wird, als wesentlich für die Wirkung des Mentalen Trainings anzunehmen (Heuer 1985). Eine Bewegungsvorstellung ist in diesem Sinne eine Bewegung mit blockiertem Endglied. Der Unterschied zwischen Bewegung und Bewegungsvorstellung besteht darin, dass die zentral erzeugten Kommandos im ersten Fall an die Körperperipherie weitergeleitet werden, im zweiten Fall aber nicht (Heuer 1985).

Die Wirkungsweise des Mentalen Trainings wird nun dahingehend interpretiert, dass Mentales Training entweder ein vorhandenes Bewegungsprogramm festigt oder sogar die im Programm gespeicherten Informationen vervollständigt. Die trainierende Wirkung des wiederholten Ablaufs wird auf zwei Faktoren zurückgeführt (Schlicht 1992):

- Die übende Wirkung einfacher Wiederholung. Dies entspricht dem Thorndike'schen Gesetz der Übung, welches besagt, dass Verbindungen zwischen Reizen und Reaktionen dann gestärkt werden, wenn sie häufig, in kurzen Abständen und mit Elan geübt werden.
- Die Korrektur des Bewegungsprogramms beruhend auf der Grundlage einer inneren Rückmeldung (»Knowledge of Results-Paradigma«(Adams 1986, zitiert nach Daugs u. Blischke 1996): der Trainierende hat eine interne Bewegungsreferenz, die Abweichungen von der Ideallinie vorgibt.

Untersuchungen zu Antizipations- und Transfereffekten liefern erste Belege für die Annahmen der Programmierungshypothese (Schlicht 1992).

Um die Wirkung des Mentalen Trainings genauer zu erklären wurde von Immenroth (2002) eine weitere Hypothese, die sog. Restriktionshypothese, aufgestellt. Ausgangspunkt ist dabei die Überlegung, dass das Charakteristische des Mentalen Trainings im Gegensatz zum praktischen Training in dem Nicht-Ausführen der Bewegung liegt. Der mental Trainierende kann daher die Bewegungsvorstellung fast grenzenlos variieren, d. h. er kann sich beispielsweise auch seine im Moment optimale Bewegungsausführung immer wieder vorstellen, ohne dabei den Schranken des derzeit für ihn Machbaren unterworfen zu sein. Er ist also nicht wie beim praktischen Training durch Verletzungen, widrige Umweltbedingungen oder mangelnde Bewegungssicherheit beim Trainieren eingeschränkt (daher der Begriff Restriktion), sondern kann sich seine optimale Bewegungsausführung beliebig oft vorstellen. Dieses häufige Wiederholen einer optimalen Bewegung vor dem geistigen Auge hat den Vorteil, dass dadurch das innere Abbild, die mentale Repräsentation der Bewegung trainiert und somit verbessert wird. Die Bewegung wird sozusagen programmiert, ohne dass sie ausgeführt wird.

Bezogen auf das zu Beginn in Teil C eingeführte systemische Verständnis von Bewegung erklärt die Restriktionshypothese, dass der Patient, nachdem er sich einer passende und angemessene interne Konstruktion seiner Bewegung aufgebaut hat, die optimale Bewegung ohne Restriktionen, wiederholen kann. Er macht dabei keine nichtpassende Wahrnehmungen, die die optimale Konstruktion stören. Das heißt die optimale Konstruktion der Bewegung kann durch internes Wiederholen (Mentales Training) besser automatisiert werden.

Literatur

Daugs R, Blischke K (1996) Sportliche Bewegung zwischen Kognition und Motorik. In: Daugs R, Blischke K, Marschall F, Müller H (Hrsg). Kognition und Motorik (S 13–36). Czwalina, Hamburg

Eberspächer H, Immenroth M (1998) Kognitives Fertigkeitstraining im Mannschaftssport. psychologie und sport 5 (1):16–27

Heuer H (1985) Wie wirkt mentale Übung. Psychologische Rundschau 36 (3):191–200

Immenroth M (2002) Die Restriktions-Hypothese: Ein Erklärungsansatz für die Lern- und Leistungssteigerung durch Mentales Training. In: Strauß B, Tietjens M, Hagemann N, Stachelhaus A (Hrsg) Expertise im Sport. bps, Köln

Jeannerod M (1994) The representing brain: Neural correlates of motor intention and imagery. Behavioral and Brain Sciences 17:187–245

Schlicht W (1992) Mentales Training: Lern- und Leistungsgewinne durch Imagination? Sportpsychologie 2:24–29

Sachverzeichnis